100년 쓰는

완벽
허리

100년 쓰는
완벽
허리

척추 전문의가 만든 기적의 재활법
코어 인지와 체중 이동

이대영 지음

한스미디어

이 책은 단순한 허리 통증 해설서가 아닙니다

『100년 쓰는 완벽 허리』는 "수술은 잘 되었는데 왜 환자는 걷지 못할까?"라는 척추 진료의 가장 본질적인 질문에서 출발합니다. 저자 이대영 원장은 양방향 척추내시경과 골절제 없는 감압술을 발전시키며 국내뿐 아니라 해외에서 척추 치료의 변화와 트렌드를 이끌어 온 임상 전문가입니다. 책에서는 해부학, 통증, 자세와 보행, 생활 습관을 하나의 흐름으로 연결하여 허리 회복을 종합적으로 이해할 수 있도록 안내합니다. 또한 통증이 사라지는 것과 몸이 회복되는 것은 다르다는 점을 강조하며, 그 과정에서 필요한 코어 인지와 균형 회복의 핵심 개념을 명확하게 설명합니다. 정형외과 의사로서 독자 여러분의 건강한 일상 회복에 큰 도움이 될 것으로 확신하며 이 책을 자신 있게 추천합니다. 일독을 통해 통증을 넘어 '잘 사는 몸의 상태'를 되찾길 진심으로 기원합니다.

문영래(정형외과 전문의, 대한스포츠의학회 부회장)

치료를 넘어 재활과 회복으로 나아가는 길

통증만 사라져도 세상은 훨씬 살 만합니다. 저 역시 근력 운동 중 허리를 다쳐, 한 걸음도 떼기 힘든 극심한 통증으로 여러 차례 병원에 실려간 적이 있습니다. 허리 근육이 굳어 운전조차 힘들고, 의자에 오래 앉아 있지 못하던 때도 있었습니다. 근력 운동을 줄이고 스트레칭에 집중하면서 허리가 눈에 띄게 좋아졌습니다. 매일 폼롤러로 허리를 풀어주자 통증은 줄었고, 삶의 리듬도 다시 안정되었습니다. 허리가 흔들리면 삶이 흔들린다는 사실을 실감한 시간이었습니다. 이대영 원장은 이 책에서 단순한 치료를 넘어 재활과 회복으로 나아가는 길을 제시합니다. 통증을 없애는 데 그치지 않고, 코어 근육의 안정화와 기능 회복을 통해 자세를 바로잡고 재발을 막는 것을 핵심으로 강조합니다. 요추의 중립 자세를 바탕으로 복횡근과 다열근을 단계적으로 활성화하는 접근법은, 지속 가능한 허리를 위한 주춧돌입니다. 이 책은 수술 후 재활이 필요한 환자부터 만성 허리 통증에 시달리는 직장인까지, 허리 통증의 굴레에서 벗어나고 싶다면 반드시 곁에 두어야 할 허리 건강의 교과서가 될 것입니다.

이충현(前 KBS 의학전문기자, 前 KBS1라디오 〈라디오 주치의〉 MC)

몸이 왜 통증이라는 신호를 보내는지에 주목한 책입니다

"수술은 성공했는데, 왜 회복되지 않을까?"
이 책은 우리가 그동안 덮어두었던 불편한 질문에서 출발합니다. 저자는 통증을 없애는 데만 초점을 맞춰온 현대 의학이 근본적인 문제라고 지적합니다. 통증 자체가 아니라 몸이 왜 통증이라는 신호를 보내는지에 주목해야 한다는 겁니다. 척추 수술의 최전선에 서 있는 외과의사가 스스로의 한계를 인정하며 해답을 찾아가는 건 쉬운 일이 아닙니다. 허리 때문에 고통을 받는 환자뿐 아니라 인간의 몸과 회복의 진정한 의미가 무엇인지 관심이 있는 독자라면 누구나 한 번쯤 읽어볼 만한 묵직한 책입니다. 여러분에게 강력히 추천합니다.

안승찬(《언더스탠딩》진행자 겸 대표)

몸을 올바르게 다시 사용하고 싶다면

이 책 『100년 쓰는 완벽 허리』는 허리 통증을 단순히 없애는 데 그치지 않고, 몸을 올바르게 다시 사용하는 방법을 제시합니다. 저자 이대영 원장은 양방향 척추내시경수술을 비롯한 척추 치료와 재활 분야에서 오랜 임상 경험을 쌓아온 전문가입니다. 이 책은 코어와 움직임이라는 재활의 본질을 임상 사례와 함께 쉽고 명확하게 풀어낸 점이 특히 인상적입니다. 운동을 '해야 할 숙제'가 아닌, 스스로 자신의 몸을 이해하는 과정으로 안내하며, 그 결과 환자에게는 든든한 길잡이가 되고 전문가에게는 깊이 공감할 수 있는 임상서가 될 것입니다. 허리를 바꾸고자 하는 모든 이에게 반드시 한 번은 권하고 싶은 책입니다.

김현성(신경외과 전문의, 대한최소침습척추수술학회 회장)

지속가능한 허리 건강에 대한 책

춤을 잘 추는 방법보다 아프지 않고 더 오래 추고 싶다면 가장 먼저 읽어야 할 책입니다. 춤을 추기 전에 알아두어야 할 우리 몸 사용 설명서입니다.

정은희(한국서플댄스협회 회장, 유튜브 채널 <춤선생 Simba> 운영자)

척추를 수술하는 의사는
왜 재활에 대한 책을 썼을까

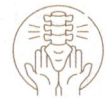

책을 쓰는 저자들이 보통 들어가는 글이나 머리말을 가장 나중에 쓴다는 사실을 알고 계신가요? 그건 아마도 원고를 다 쓰고 나서 머릿속에 가장 강렬하게 남아 있는 내용을 다시 한번 추려서 쓰기 때문이 아닐까 합니다. 쉽게 말해서, 지은이가 가장 하고 싶은 말이 담기는 자리가 이곳이라는 얘기지요. 그렇게 어쩌면 가장 중요한 메시지를 남겨야 할 지면에, 부끄럽지만 저는 제 이야기를 조금 써볼까 합니다. 이 이야기를 먼저 해야 제가 이 책을 왜 쓸 수밖에 없었는지 독자 여러분도 이해하실 수 있을 것 같습니다.

정형외과를 전공으로 선택한 이유

저는 2015년부터 서울 영등포에서 새길병원을 운영하고 있는 정형외과 전문의이자 척추외과 의사입니다. 의대 재학 시절, 뜻한 바가 있어 정형외과를 전공하게 되었는데요. 사실 처음에는 어떤 과를 전공할까, 나에게 맞는 과는 무엇일까 고민도 많았습니다. 의대 생활을 나름 열심히 재미있게 했지만, 전공 선택은 쉽지 않았죠. 남들처럼 암기를 잘하는 스타일도 아니고, 그렇다고 논리적 정합성을 세세하게 따지는 성격도 아니어서 내과나 외과는 맞지 않는 것처럼 느껴졌거든요.

제 MBTI에는 T와 N 성향이 매우 강하게 나타나는 편입니다. 논리적이고 객관적인 사실에 근거해 판단하는 편이면서도, 동시에 현실적인 정보보다 사물의 이면을 상상하는 쪽을 선호했습니다. 이러한 성향은 저를 논리성과 직관성이 중요하다고 생각되는 정형외과로 절 이끌었습니다.

그렇게 정형외과 수련을 무사히 마치고 모교인 연세대학교 세브란스병원에서 2009년 세부 전공으로 '관절경 외과학'을 선택했습니다. 그 선택 덕분에 감사하게도 우리나라에 관절 내시경 치료를 처음 보급한 1세대 전문의 중 한 분이신 김성재 교수님으로부터 관절경 외과학을 배울 수 있었죠. 교수님께서는 그 시절에도 드물게 무릎뿐 아니라 어깨부터 팔꿈치, 발목 등 모든 관절에 관절경 치료를 시행하셨던 분입니다. 저는 지식뿐 아니라 학문에 대한 열정과 환자 치료에 대한 끝없는 호기심, 새로운 접근에 대한 도전 정신까지 배울 수 있었습니다. 은사님의 이런 모습이 저를 척추 양방향 내시경으로 이끌었다고 고백합니다.

전문의가 되어 본격적으로 환자들을 보게 되면서 저는 무궁무진한 관절경 외과학의 세계에 빠졌습니다. 2015년부터 허리 질환을 진료해 오던 어느 날, 대학교 은사님께서 척추 내시경수술을 받으셨다는 소식을 들었습니다. 제가 존경하고 따르던 분이 척추 수술을 하셨다니, 수술에 대한 모든 것이 궁금해졌습니다.

다행히 수술은 잘 되었습니다. 어긋나 있는 척추지만, 양방향 내시경이 개방성 수술에 비해 골절제가 적어 유합술을 피하고 감압으로 치료가 가능했다는 사실을 접한 순간, 저는 직감했습니다. '양방향 척추 내시경이야말로 정형외과의 미래이자 척추 치료의 새로운 길이 되겠다.' 그 순간, '내시경수술이 척추 수술의 게임체인저가 될 것'이라는 확신이 번갯불처럼 번뜩였습니다. 저는 이 아이디어를 인생의 화두로 삼고, 이후 내시경 기술과 임상 경험을 쌓는 데 집중해 왔습니다.

관절 파트에서 관절경이 도입된 이후 진료 체계가 혁명적으로 바뀌는 것을 누구보다 가까이서 지켜본 저는 척추 분야에서도 언젠가 그 변화가 찾아올 것이라 믿었던 거죠. 그때는 아직 내시경수술을 자유자재로 할 수 있는 사람이 소수였지만, 놀랍게도 우리나라가 이미 양방향 척추 내시경 분야에서 세계적인 선두 그룹에 속하고 있음을 알게 되었습니다. 그 순간부터 제 관심과 열정은 오롯이 '내시경을 통한 척추 치료의 완성'으로 향하게 되었습니다.

수술에는 성공했는데 걷지는 못하는 이유

기술은 빠르게 성장했습니다. 수많은 임상과 연구를 거듭하던 중, 저는 양손을 자유롭게 쓰는 관절경 경험을 기반으로 기존의 척추 내시경수술보다 훨씬 정교하고 섬세한 접근을 시도하기에 이르렀죠. 그 결과, 2023년 마침내 세계 최초로 '골절제 없는 감압술'을 성공시키는 쾌거를 이뤄냈습니다. 이후 2024년과 2025년에는 각각 '후궁 절제 없는 양측 감압술(NLBD)'과 '후관절 절제 없는 감압술(NFFD)'을 세계적인 국제학술지 《아시아척추저널(Asian Spine Journal)》에 보고하면서 학문적인 근거도 확립했습니다. 이후 이 두 연구는 제가 고안한 '골절제 없는 요추 감압술(NOLD)'의 핵심 이론이 되었습니다.

이것은 의학적 상식의 전복입니다. 수십 년 동안 감압술을 시도하며 뼈의 일부를 깎아내야만 신경 압박이 해소된다고 학교에서 배우고 현장에서도 그렇게 해왔습니다. 그러나 내시경을 이용해 양손으로 정밀하게 접근하면, 이전처럼 뼈를 자르지 않고도 신경 압박을 줄일 수 있다고 판단했던 게 적중한 셈이었습니다. 피부 손상도 거의 없고, 근육의 손실도 미미했으니 척추 수술계에서 완전히 새로운 돌파구를 찾아낸 것과 같았죠. 이제 척추 환자는 통증에서 완전히 해방되고, 수술 다음 날이면 가볍게 걸을 수 있을 것이었습니다. 적어도 이론적으로는 말이죠.

그런데 수술을 잘 받은 김덕만 씨는 왜 걷지 못했을까요? 수술 후 첫 진료가 있었던 날을 저는 아직도 잊지 못합니다. 저에게 직접 감압술을 받은 김덕만 씨가 조심스럽게 진료실 문을 열고 들어왔습니다. 적지 않은 나이에도 꼿꼿하던 자세가 수술 후에는 어딘가 어색해 보였습니다. "통증은 어떠세요?" 그는 조심스럽게 말문을 열었습니다. "통증은 많이 좋아졌어요. 그런데요, 원장님. 다리가 자꾸 밀리는 느낌이에요." 저는 수술 직후 환자에게서 보이는 흔한 증상이라며 그를 안심시켰습니다. 그런데 그게 끝이 아니었습니다. 김덕만 씨는 이후로도 계속 제대로 걷지 못했던 것입니다.

MRI 영상은 완벽했습니다. 수술 중에 뼈는 하나도 건드리지 않았고, 신경 압박도 충분히 해소되어 있었습니다. 자화자찬이 아니라 교과서에나 나올 법한 매우 이상적인 결과였습니다. 그런데 그는 왜 아직도 제대로 걷지 못하는지, 이해할 수 없었습니다. 그날 제게는 깊은 질문 하나가 남았습니다. '통증은 사라졌는데, 왜 걷지 못할까?' 이 단순한 물음이 인생의 질긴 화두가 되었고, 이윽고 저에게 하나의 깨달음을 가져다 주었습니다. '통증이 사라지는 것'과 '몸이 회복되는 것'은 전혀 다른 문제였던 겁니다. 근육 손상도 없고, 신경 압박도 다 해결되었는데 환자가 여전히 제대로 걷지 못한다면, 그 원인은 기술의 문제가 아니라 환자의 몸 전체가 균형을 되찾지 못한 것에 있었던 겁니다.

통증을 넘어, 회복의 의학으로

그날 이후 저는 정형외과학의 울타리를 넘어 해부학과 재활의학, 운동생리학, 스포츠의학을 다시 공부하기 시작했습니다. 마치 수험생이라도 된 것처럼 공부에 매달렸습니다. 단순히 '아픈 곳을 고치는' 의학에서 벗어나 '몸 전체의 회복'을 완성하는 의학으로 나아가기 위해서였죠. 그 과정에서 그간 놓치고 있던 중요한 사실 하나를 깨달았습니다. 허리 통증의 원인은 결코 단일하지 않다는 것이죠. 척추, 근육, 신경의 문제만이 아니라 생활 습관, 자세, 보행, 호흡, 밸런스, 심지어 심리적 긴장까지도 허리 통증을 만든다는 걸 알게 되었습니다. 척추 질환은 하나의 '부위'가 아니라 한 '사람' 자체의 문제였던 것입니다. 그렇기에 진짜 치료는 통증을 줄이는 데서 끝나지 않으며 퇴행성 변화를 늦추고, 잃었던 몸의 균형을 되살리며, 삶의 습관을 바꾸는 전인적인 과정까지 나아가는 것입니다.

2021년에 아들에게 세 마디 감압술을 받으셨던 어머니는 재활의 중요성을 잘 이해하지 못하셨습니다. 수술 후 당장 가뿐해지자 꾸준히 재활해야 한다는 아들의 조언을 깜박하신 거였죠.

어쩌면 제가 충분히 설명하고 이해시키는 데 한계가 있었을지도 모릅니다. 문제는 대번 불거지고 말았습니다. 수술 후 3년 정도 지난 2024년, 전에 수술받은 세 마디보다 하나 윗마디에 새로운 협착이 생겼고 재활에 소홀했던 탓에 뼈도 망가지고 있다는 것을 발견했습니다. 어머니의 케이스를 보면서 재활이 얼마나 중요한지 뼈저리게 느꼈습니다. 어쩔 수 없이 새롭게 생긴 협착을 추가로 한 마디 감압 수술을 해야 했습니다. 제가 재활을 지금처럼 잘 이해하고 조언할 수 있었다면 불필요했을 수술이었죠. 이 책이 나오면 어머님께 먼저 드릴 생각입니다.

이러한 깨달음이 제가 수술실을 넘어 책상 앞에 앉게 된 이유입니다. 그간 의사로 살아오며 느낀 것은, 많은 환자분이 눈앞의 통증을 없애는 것에만 몰두한 나머지 '진정으로 건강해지는 법'을 잊고 산다는 사실이었습니다. 물론 통증 치료도 중요합니다. 하지만 그것만으로는 결코 건강한 삶을 만들 수 없다는 냉정한 사실을 인정하지 않을 수 없었죠. 2023년 마침내 세계 최초로 골절제 없는 감압술에 성공하면서 저는 신체적 치료의 한계를 넘어 재활과 회복 그리고 나아가 삶의 습관을 통합적으로 바라보게 되었습니다. 이 책은 바로 그 여정의 생생한 기록이자 '통증이 사라진 후, 진짜 회복은 어떻게 가능한가?'라는 질문에 대한 저의 해답이기도 합니다.

김덕만 씨는 단지 한 사람의 환자가 아니었는지도 모릅니다. 그는 수술을 통해 통증을 없애고도 여전히 삶의 균형을 찾지 못하는, 오늘날 수많은 현대인의 얼굴이기도 합니다. 이 책은 그런 무수히 많은 '김덕만'들을 위해 쓰였습니다. 뼈를 자르지 않고도 통증을 없애는 의학적 혁신에서 출발했지만 결국은 몸과 마음, 생활 전체의 회복으로 나아가는 새로운 길을 제시하고 싶었습니다. 원고를 마감하면서 그러한 바람이 제대로 구현되었는지 아직은 잘 모르겠습니다. 이 책을 통해 독자들이 통증 너머의 회복 그리고 '잘 사는 몸의 상태'를 되찾는 여정을 저와 함께 걸어가게 되시기 바랍니다.

이 책을 쓰면서 저는 조금 더 나은 의사가 된 기쁨을 느꼈습니다. 허리가 불편하신 모든 분께 희망을 주는 책이 된다면 더욱 기쁘겠습니다.

이대영 드림

· 차례 ·

1부   허리 통증을 바라보는 새로운 관점

2부   허리 통증의 구조와 새 접근

"척추를 바로잡으면 모든 병이 낫는다."

———

히포크라테스

1부

허리 통증을 바라보는
새로운 관점

허리가 바로 서야
인생이 바로 선다

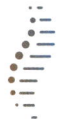

여러분의 허리는 지금 안녕하신가요? 혹시 얼마 전부터 아프다고 떼를 쓰고 있진 않나요? 평소 우리는 몸의 그 어떤 부위보다 허리에 가장 무심한 듯합니다. 팔이 아프면 잠시 일을 쉬고, 다리가 아프면 일단 걷기를 멈춥니다. 하지만 허리는 웬만큼 아파서는 신경조차 쓰지 않습니다. 마치 우리 곁에 늘 있지만 그 소중함은 쉽게 잊고 마는 공기처럼 말이죠. 때로는 천덕꾸러기처럼, 때로는 투명 인간처럼 무시당하던 허리가 더 이상 제 기능을 다하지 못할 때가 되어서야 '조금 아픈가'하며 돌아봅니다. 그러나 그때는 이미 늦은 뒤일 뿐이죠.

날마다 진료실에서 만나는 노년의 환자들은 저에게 이렇게 말씀하십니다. "팔팔할 땐 아무렇지도 않게 다녔는데, 요즘은 10분만 걸어도 다리가 저리지 뭡니까?" "예전부터 허리가 뻐근하긴 했지만 그저 나이 탓이려니 생각했죠, 뭐."

로마는 하루아침에 이뤄지지 않았다고 하나요? 허리 통증 역시 하루아침에 찾아오는 게 아닙니다. 오랜 세월 관리하지 않으면 척추의 균형과 근육의 힘 그리고 신경의 유연성이 함께 약해집니다. 허리 통증을 그대로 놔두면 당장 걸음 수와 활동량이 줄어들고, 이는 곧 근육량 감소와 심폐 기능 저하 그리고 내분비 기능 약화로 이어집니다. 이런 신체적 변화는 몸은 물론 마음에도 영향을 미치죠. 움직임이 줄어들면 우울감이 깊어지고 활동량이 줄면서 자신감이 사라집니다. 나가지 못하니까 사회적 관계마저 끊어지죠. 결국 허리의 퇴행은 단순한 통증이 아니라 전신 노화의 출발점이 되곤 합니다.

고령화 사회, 허리에 닥친 위기

오늘날 우리는 '100세 시대'에 살고 있습니다. 의학의 눈부신 발전 덕분에 평균 수명은 어느 때보다 늘어났지만, '건강 수명'은 그만큼 늘지 않은 것 같습니다. 단순히 오래 사는 게 목표가 아니라 하루를 살더라도 얼마나 건강하게, 그것도 얼마나 활동하며 사느냐가 중요한 시대입니다. 이때 가장 중요한 역할을 하는 부위가 바로 허리, 즉 척추입니다. 왜 그럴까요? 허리는 우리 몸의 기둥이자 삶의 중심이기 때문입니다. 장수가 미덕인 요즘, 허리가 바로 서야 건강이 바로 서고 인생이 바로 설 수 있습니다.

어느 때보다 건강에 대한 관심이 높아지면서 주변에 다양한 운동법과 건강 비결이 쏟아지고 있습니다. '플랭크 1분 챌린지' '하루 만 보 걷기' '홈트 100일 프로젝트' 같은 화려한 슬로건은 당장이라도 운동을 하지 않으면 내 몸에 죄를 짓는 것 같은 죄책감을 주지만, 실제로 이러한 운동들은 허리 통증에 시달리는 환자에게는 적합하지 않은 경우가 많습니다. 현재 유행하는 운동법은 대부분 건강한 사람이 더 건강하게 살기 위한 방법입니다. 이런 내막을 모르고 유튜브나 SNS에서 본 고강도 운동을 그대로 따라 하다가 오히려 허리가 나빠지는 사례를 종종 봅니다.

10분만 걸어도 허리가 뻐근한 사람이 하루에 만 보를 걷겠다고 매일 몸을 혹사한다고 생각해 보세요. 운동은 분명 좋은 게 맞습니다. 하지만 '나에게 맞는' 운동과 '해도 되는' 운동은 전혀 다릅니다. 요즘 가장 잘 팔리는 책에서 읽었다며 중노동에 가까운 운동을 따라 하다가 디스크가 터져 내원하신 환자를 보고 개인적으로 아연실색한 적도 있어요. 허리가 아프면 운동하라, 허리 펴고 걸어라 같은 무책임한 조언을 쏟아내는 책들이 베스트셀러가 되어 버젓이 서점 매대를 점령하고, 하루 10분 운동으로 디스크를 탈출하라 같은 검증 안 된 의학 지식이 유튜브와 같은 플랫폼에 우후죽순으로 등장하고 있습니다.

자신의 시간을 10분만 허리 운동에 투자해서 건강해지겠다고 말하는 건 먹고 싶은 걸 다 먹으면서 살을 빼겠다는 말처럼 공허합니다. 어쩌면 공허함을 넘어 유해한 말일 수도 있어요. 우리 허리가 직면하고 있는 진짜 위기는 어쩌면 허리에 대한 사람들의 크고 작은 오해일지 모릅니다.

허리, 뇌가 먼저 움직여야 합니다

우리는 흔히 운동이 근육의 일이라고 생각합니다. 하지만 근육을 움직이는 것은 결국 뇌가 보내는 신호입니다. 우리 뇌가 상상하는 대로 근육에 미세한 신호를 보내 본인도 모르게 움직이는 '관념 운동(Ideomotor)' 현상입니다.

'분신사바'는 두 명 이상의 참여자가 볼펜이나 판을 함께 잡고 주문을 외우면, 누구도 힘을 주지 않았는데 펜이 스스로 움직여 글자가 써지는 게임입니다. 이것을 귀신이 움직였다고 믿는 사람들도 있지만, 실제로는 참여자들의 무의식적인 기대가 손의 미세한 근육을 움직인 결과입니다. 뇌가 '이 단어로 갈 것 같다' 혹은 '귀신이 대답할 것이다'라는 강한 암시를 받으면, 실제로 의도하진 않았어도 해당 방향으로 근육을 수축시키는 것입니다.

이 흥미로운 게임에서 보이는 심리 현상은 척추 재활에서도 매우 강력한 무기가 됩니다. 만성 허리 통증 환자의 뇌는 통증에 대한 공포 때문에 허리 주변 근육의 사용법을 잊어버린 상태입니다. 뇌와 허리의 연결이 희미해진 것이죠. 펜이 저절로 움직여서 마치 귀신이 있는 것 같다고 느끼는 것처럼 우리 몸에는 의식의 명령 없이도 몸을 움직일 수 있는 경로가 있습니다. 통증 때문에 허리가 굳어버린 환자들은 이 '무의식의 경로'를 역으로 이용해 근육을 깨워야 합니다.

단순히 무거운 무게를 드는 운동이 아니라 관념 운동을 활용해 뇌 안에 잠들어 있는 허리 근육의 지도를 다시 그리는 법을 알려드리고자 합니다. 억지로 힘을 주지 않아도 상상만으로 근육이 깨어나는 경험, 그것이 앞으로 설명할 **코어 인지**(Core Cognition)의 시작입니다. 코어 인지란 한마디로, 뇌가 허리 깊숙한 근육(복횡근)의 존재를 '자각'하고 자동으로 조절하는 능력을 뜻합니다. 4부에서 자세히 다루겠지만, 이 개념은 이 책 전체를 관통하는 핵심 열쇠이므로 먼저 머릿속에 담아 두시기 바랍니다.

여러분의 허리 건강을 위하여

제가 책을 쓰기로 마음먹은 건 거창한 내용을 설명하고 싶어서가 아닙니다. 다만 허리는 아플 때만 돌보는 부위가 아니라 평생 꾸준히 살펴야 할 몸의 중심이라는 사실은 꼭 알리고 싶습니다. 동시에 통증을 싸워 없애야 할 대상으로 보기보다는 노화를 최대한 늦춰 행복하고 건강한 삶을 살 수 있도록 돕고 싶습니다.

이 책은 허리 통증으로 고생하시는 환자분들 모두를 위한 책이면서 동시에 오늘날 이 땅의 모든 일반인을 위해 쓰였습니다. 수술 후 재활이 필요한 분들, 가벼운 통증을 예방하고 싶은 분들 그리고 스스로 몸을 더 깊이 이해하고 싶은 분들 모두를 위해 쓰였죠. 전문적인 내용도 있긴 하지만, 일반인도 이해할 수 있게 최대한 평범한 언어로 쉽게 쓰려고 애썼습니다.

허리의 구조와 원리를 이해하고 자세를 바꾸면, 몸은 스스로 회복하기 시작합니다. 허리가 바로 서면 삶이 바로 섭니다. 이 책이 그 첫걸음을 내딛는 여러분의 든든한 '허리 친구'가 되기를 바랍니다. 건강한 허리는 단지 통증이 없는 허리가 아니라 다니고 싶은 곳을 마음껏 다니고 하고 싶은 일을 자유롭게 할 수 있는 생활의 근간입니다. 이제 본격적으로 인간의 허리 이야기부터 시작해 볼까요?

호모 에렉투스의 비애,
직립의 대가

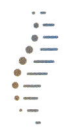

학교에서 배웠던 내용을 떠올려 봅시다. 역사 시간에 우리는 현생인류가 직립 보행을 통해 두 손을 자유롭게 쓸 수 있게 되면서 신인류로 거듭났다고 배웠습니다. 사족보행에서 이족보행으로의 전환은 단순히 걷는 방식이 달라진 게 아니라 인류의 손으로 문명을 일군 혁명적 사건이라고 선생님이 강조하시던 게 아직도 기억이 생생합니다.

그런데 그 와중에 우리가 놓친 게 하나 있습니다. 인간은 두 다리로 일어서면서 만성 허리 통증이라는 대가를 치러야 했습니다. 직립이라는 거대한 이점을 얻는 대신, 척추의 구조적 견고함을 희생한 것입니다. 이러한 불안정성을 보완하기 위해 정교한 근육제어 시스템이 발달하게 되었습니다.

직립의 대가

직립의 대가는 혹독했습니다. 불을 발견한 인간이 화식(火食)을 통해 뇌의 용량을 키웠고, 늘어난 뇌의 크기와 무게는 전에 없던 부담과 압력을 허리에 가했습니다. 머리의 무게를 지탱하는 경추, 상체를 떠받치는 흉추와 요추는 위에서 내리누르는 하중을 오롯이 견뎌야 했습니다. 상체가 위로 곧추서면서 무게 중심은 불안정해졌고, 직립 보행이 완성되면서 허리는 점점 불안한 구조로 바뀌어 갔죠. 결국 신인류는 지구상의 그 어떤 생명체도 이룩하지 못했던 눈부신 문명을 건설했지만, 그만큼 무거워진 허리와 함께 고통의 역사를 써 내려간 셈입니다.

농경 사회가 시작되면서 인간의 척추는 새로운 환경에 놓이게 되었습니다. 수렵과 채집 시대에는 끊임없이 걷고 달리며 허리를 사용했기 때문에 그나마 척추가 균형을 유지할 수 있었다면, 본격적으로 농사를 짓기 시작하면서 하루 종일 인간은 허리를 굽혀 일을 할 수밖에 없었습니다. 쪼그려 앉아 모를 심고, 구부정한 자세로 곡식을 베며, 허리를 굽혀 돌절구에 낟알을 찧는 동작을 반복하며 허리 근육과 디스크는 지속적인 충격을 받아야 했던 것이죠. 허리가 **문명화의 대가**를 혹독히 치르기 시작한 시점이 바로 이때부터입니다.

그 대가는 여기서 멈추지 않았습니다. 18세기 산업혁명은 인간의 척추에 또 다른 무게추를 얹었습니다. 노동의 기계화는 인간의 움직임을 줄였고, 앉아서 일하는 시간이 기하급수적으로 늘어났습니다. 허리는 원래 움직이면서 지탱해야 하는 기관인데, 산업화 이후 인간은 하루 대부분을 의자 위에서 보내게 된 겁니다. 이 때문에 척추의 자연스러운 곡선은 무너지면서 자세는 한쪽으로 뒤틀리고, 허리 주변의 근육은 약해졌죠. 특히 컴퓨터와 스마트폰이 일상이 된 현대 사회에서 고개를 숙이고 허리를 구부린 자세가 통증을 가져왔습니다.

현대인의 질병인 척추 질환

오늘날 허리 통증은 **현대인의 질병**으로 자리 잡았습니다. 여러 연구에 따르면, 전 세계 성인의 80퍼센트가 일생에 한 번 이상 허리 통증을 경험한다고 합니다. 우리나라 역시 다르지 않습니다. 건강보험심사평가원에 따르면, 2023년 기준 척추 질환 진료 인원은 약 960만 명입니다. 국민 네 명 중 한 명은 허리로 고생하는 셈이죠. 이는 적지 않은 수치입니다. 인류의 400만 년 진화가 남긴 역설이자 숙명의 흔적입니다. 인간이 직립을 포기하지 않는 한, 척추의 부담은 끝까지 인간을 괴롭힐 겁니다.

허리 통증의 역사는 곧 인류의 역사입니다. 허리 질환은 한순간도 우리를 놓아준 적이 없습니다. 고대 이집트의 미라에서도, 중국에서 발굴된 수천 년 전 인골(人骨)에서도 척추 디스크를 앓

았던 흔적이 발견되니까요. 그만큼 허리 질환은 오랜 인류의 동반자였습니다. 다만 현대에 와서는 그 양상이 달라졌습니다. 과거에는 과도한 육체노동이 허리의 주적이었다면, 이제는 불안정하고 게으른 자세가 더 큰 문제로 떠올랐습니다. 진화의 과정에서 인간은 '서 있는 법'을 배웠지만, 산업화 이후 '앉아 있는 법'을 익히며 다시 허리를 병들게 하고 있습니다.

어쩌면 허리의 고통은 인간이 직립을 선택한 대가이자 자유의 무게일 것입니다. 이제 우리가 다시 배워야 할 것은 '오래' 서는 법이 아니라 '올바르게' 서는 법입니다. 호모 에렉투스의 저주를 축복으로 바꿔놓으려면, 신체 밸런스와 자세의 중요성부터 다시 생각해야 합니다. 특히 후기 산업화와 디지털 시대, 허리를 위협하는 각종 미디어 문화를 바로 이해하고 노화의 관점에서 통증을 다시 바라봐야 합니다. 우리가 해야 할 일은 통증을 억누르는 것이 아니라 바르게 이해하는 것입니다. 통증을 통해 우리는 오늘도 여전히 진화하고 있습니다.

허리가 아프면
10년 더 늙어 보이는 이유?

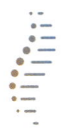

허리가 아프면 더 늙어 보인다는 말이 있습니다. 아픈 것도 서러운데 늙어 보인다니요? 믿지 못하시겠지만 병실에서, 거리에서, 그리고 진료실에서 저는 종종 봅니다. 평소에는 또래와 별반 다르지 않던 분도 허리에 통증이 시작되면 하루아침에 걸음부터 느려지고 어깨가 말리며 표정이 굳습니다. 주변에서는 "갑자기 왜 이렇게 늙어 보이냐?"라고 되묻습니다. 대체 왜 그럴까요? 원인은 먼데 있지 않습니다. 그건 바로 나이가 허리로 오기 때문이죠.

나이가 허리로 오는 이유

드라마나 영화에서 자주 보는 장면이 있죠? 유명인이 불미스러운 일로 법원에 출두할 때면 휠체어를 타고 나타난다는 것이죠. 물론 어느 정도는 정치적인 코스프레에 가깝겠지만, 실제로 정신적인 충격이나 갑작스러운 문제에 직면할 때 사람은 일어서지 못하고 제자리에 풀썩 주저앉고 맙니다. 다리에 힘이 풀리는 것이죠. 나이도 마찬가지입니다. 고려 말의 시인 우탁(禹倬)의 「탄로가(歎老歌)」에서처럼 나이가 들면 백발이 제 먼저 알고 지름길로 온다고 하는데, 백발보다 한발 먼저 오는 게 바로 허리 통증입니다.

늙어 보인다는 인상은 단지 주관적인 평판에 그치지 않습니다. 보행 속도나 자세, 호흡, 시선, 말투 같은 여러 신체 신호가 한꺼번에 둔해집니다. 이유는 간단합니다. 실제 신체의 **기능 연령**(functional age)이 급격히 떨어지기 때문이죠. 그 핵심에는 **코어 인지**가 자리 잡고 있습니다.* 즉 몸의 무게 중심을 느끼고 조절하는 능력이 급격히 붕괴하는 겁니다. 여기서 코어 인지는 근육의 힘만을 뜻하지 않습니다. 내 몸의 중심이 어디에 있는지를 감지하고 호흡과 골반, 머리의 정렬을 미세하게 맞춰 안정된 복강 내 압력을 유지하는 능력까지가 코어 인지입니다.

● 보통 '코어 인지'라고 하면 '코그니션(cognition)'이 아니라 '어웨어니스(awareness)'라는 표현을 씁니다. 제가 굳이 코그니션이라고 쓰는 이유는 '코어 어웨어니스(core awareness)'라는 말이 원래 존재하기 때문입니다. 오늘날 코어 어웨어니스는 흔히 장요근 인지를 지칭하기 때문에 그 용어를 이 책에 그대로 사용했을 경우 현장에서 불필요한 오해가 생길 수 있습니다. 저는 코어 인지가 1차적으로 복횡근 인지라고 정의하기 때문에 장요근 인지를 뜻하는 용어를 피하고 싶었습니다.

허리는 건강의 바로미터

허리는 건강의 바로미터입니다. 건강해지려면 허리부터 지켜야 하고, 허리가 아프면 당장 건강하지 않다는 증거입니다. 우선, 허리가 아프면 보행부터 변합니다. 코어 인지가 살아 있어야 걸음걸이도 깔끔합니다. 누가 시키지 않아도 머리와 갈비뼈, 골반, 발이 위에서 아래로 곧게 쌓인 상태에서 걷기 때문입니다.

반면 허리가 아프면 본능적으로 통증을 피하려고 몸통을 비틀고 호흡도 줄입니다. 갈비뼈가 앞으로 벌어지면, 골반도 덩달아 앞쪽으로 기울면서 머리까지 앞으로 빠집니다. 이른바 '경직성 보행'이 시작된 것입니다. 속도가 느려지고 보폭도 좁아집니다. 무릎과 고관절을 구부리지 않고 뻣뻣하게 펴거나, 반대로 굽힌 자세로 유지하며 걷기도 합니다. 몸이 휘청거리고 불안정한 모습을 보이게 되며, 걸을 때 팔을 뻣뻣하게 움직이게 됩니다. 그리고 넘어질까 봐 불안해서 발을 들어 올리지 않고 바닥에 끌며 걷는 습관도 생깁니다. 전형적인 노인의 걸음걸이죠. 이렇게 걷게 되면 오히려 낙상 위험도 증가합니다.

둘째, 허리가 아프면 활동량이 급감합니다. 허리가 아픈 사람이 이곳저곳을 돌아다닐 수 있을까요? 불가능하죠. 한 번 허리를 숙였다가 찌릿한 통증을 느끼면, 다음부턴 나도 모르게 같은 각도에 도달하기 전에 미리 근육을 수축해 통증을 피하려고 합니다. 체간의 탄성이 사라지고 몸이 더 빨리 피로해집니다. 피로는 곧 활동량 감소로 이어지죠. 활동량이 줄어들면 하지 근육과 엉덩이 근육의 단면적이 감소하고, 복강 내 압력과 호흡량이 줄어듭니다. 악순환입니다. 하루 걸음 수가 줄어드는 만큼 심폐지구력은 떨어지고 수면의 질은 나빠지며, 내분비계에서는 스트레스 호르몬이 분비됩니다.

셋째, 호흡 패턴이 바뀝니다. 허리가 아프면 숨을 배까지 깊이 쉬지 못하고 가슴에서 얕게 쉴 수밖에 없습니다. 이 패턴이 반복되면 나도 모르게 복식호흡이 아니라 흉식호흡을 하는 것입니다. 흉식호흡은 한 마디로 나쁜 호흡입니다. 횡격막이 내려가는 게 제한되기 때문에 복부가 완전히 팽창하지 못하고, 갈비뼈 앞쪽만 들썩입니다. 그러다 보니 심박 변동성을 떨어뜨리고 불안과 초조를 동반하기 쉽습니다. 반대로 복식호흡을 하면 복강 내 압력과 호흡이 콜라보를 이루며 몸은 안전하다는 신호를 받게 되죠. 통증이 즉시 사라지지 않아도 코어 인지가 자율신경계의 안정감을 회복하는 셈입니다.

마지막으로, 자라 보고 놀란 가슴 솥뚜껑 보고 놀란다는 옛말이 있죠? 우리 몸이 그렇습니다. 한번 허리가 위험하다는 믿음이 자리 잡으면, 뇌는 작은 감각도 위협으로 과대평가합니다. 그러면 근수축이 더 강해지고, 몸 전체의 자세가 더 굳어지면서 그만큼 더 많은 피로가 쌓입니다. 결국 체력은 바닥나서 사회 활동이 줄어들고 표정은 경직되죠. 일상이 어두워지고 삶이 우울해집니다. 주변은 이 모든 변화를 '나이 탓'으로 받아들입니다. 실제로는 코어 인지의 실패가 행동이나 자세, 감정을 변화시켜 외형을 나이보다 더 늙게 만드는 것입니다.

허리가 아프면 10년 더 늙어 보이는 진정한 이유는 통증 자체가 아니라 코어 인지를 상실했기 때문입니다. 코어 인지가 무너지면 보행과 호흡, 표정 그리고 시선까지 함께 늙습니다. 보행 속도가 떨어지면 코어 인지가 떨어지면서 실제 기대수명도 짧아지는 게 사실입니다. 반대로 코어 인지를 회복하면, 통증이 완전히 사라지지 않아도 보행과 자세가 눈에 띄게 개선될 수 있습니다. 젊음은 주름의 문제가 아니라 중심을 느끼고 인지하는 능력의 문제입니다.

오늘 지금 이 자리에서 숨을 내쉬며 갈비뼈를 닫아 잠그고 골반을 곧추세운 뒤 발바닥을 바닥에 평평히 놓아 보세요. 그렇게 한 호흡, 한 걸음이 쌓이면 도둑맞은 10년이 돌아옵니다. 여러분의 허리는 나이를 먹은 게 아닙니다. 다만 중심을 잠시 잊었을 뿐이죠. 이제부터 다시 기억하시면 됩니다.

통증의 진화,
내 허리는 왜 아플까?

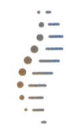

멀쩡하던 허리가 갑자기 신호를 보냅니다. 큰일입니다. 일어날 때나 걸을 때 허리에서 뻐근하고 묵직한 통증이 스멀스멀 올라옵니다. 왜 이렇게 된 걸까요? '혹시 나도 디스크가 아닐까? 아니면 협착증이 생긴 걸까?' 오만가지 걱정으로 밤을 꼬박 새웁니다. 호환마마보다 더 두렵다는 병원의 문턱은 왜 이리 높은지 아침에 일어나서는 조금 괜찮아진 거 같으니 그냥 일주일은 참아보기로 합니다. 혹시 여러분도 이런 경험 있으신가요? 건강의 적신호가 종종 허리로 오고 노화가 허리부터 시작된다면, 허리는 과연 언제, 어떻게, 왜 아픈 걸까요?

허리 통증의 메커니즘

허리가 아프면 우리는 가장 먼저 디스크부터 떠올립니다. 허리 통증의 대부분은 근육이나 인대, 디스크, 관절 같은 척추 주변 구조물에서 비롯되기 때문입니다. 이런 경우를 **기계적 요통**이라고 합니다. 오래 앉아 있거나 무거운 것을 들 때 허리 근육은 긴장합니다. 허리를 삐끗하지 않아도 미세한 손상이 반복되면서 통증이 발생합니다. 예를 들어, 디스크가 살짝 눌리거나 높이가 줄어드는 퇴행성 변화, 관절염, 근육 염좌 등이 이에 해당하죠. 움직이면 아프지만 쉬면 좋아지는 게 기계적 요통의 특징입니다. 물론 젊은 사람들도 잘못된 자세나 반복적인 허리 사용으로 기계적 요통을 겪을 수 있지만, 나이가 들수록 디스크가 닳고 관절이 마모되는 탓에 더 자주 발생합니다.

다음으로 신경이 눌릴 때 나타나는 **신경학적 증상**이 있습니다. 여기에는 신경 '다발'이 눌리는 기능적 증상과 신경 '가지'가 눌리는 통증과 이상감각으로 나타나는 증상이 있습니다. 신경 다발이 눌리는 초기에는 허리가 미세하게 숙여지는 증상이 나타납니다. 하지만 만성이 되면 낙상, 몸통의 흔들림, 보폭 감소, 보행 거리 감소가 발생합니다. 그뿐만 아니라 종종 기계적 요통이 생기거나 허벅지만 가늘어지는 증상이 나타나죠. 이는 주로 척추관이 좁아져서 생기는 증상입니다. 이들의 특징은 통증을 별로 동반하지 않는 기능적 증상이라는 점입니다.

반면 신경학적 증상 중에 우리가 더 익숙하게 느끼는 케이스는 신경 가지가 눌리는 증상입니다. 디스크가 터져 신경 가지를 누르거나 신경 가지가 빠져나가는 부위의 척추관이 좁아져 신경을 압박할 때 발생하죠. 흔히 말하는 '좌골신경통'이 대표적입니다. 초기에는 허리 통증이 엉덩이와 다리까지 내려가고, 특징적으로 엉덩이 쪽의 통증이 더 크게 나타납니다. 만성이 되면 시리거나 감각이 둔해지는데, 이는 신경이 오랜 시간 눌려있어 감각 신경이 손상되었을 가능성이 크다는 것을 의미합니다. 이 정도가 되면 엉치가 더 아프거나 위에서 아래로 내려오는 방사통은 오히려 줄어들지만 대부분의 환자가 우울감을 호소하고 성격이 변하는 경우도 많습니다.

또한 척추 자체에 염증이 생기는 염증성 원인, 감염성 원인, 종양성 원인의 요통도 있습니다. 하지만 이런 통증은 퇴행성 허리가 만드는 통증보다 빈도가 현저하게 낮고 자가 관리보다는 병원에서 어떻게 치료하는지가 훨씬 더 중요하기 때문에 여기서는 구체적으로 언급하지 않겠습니다.

퇴행성 허리 질환을 피해야

이외에도 허리 통증에 다양한 원인이 있습니다. 골다공증성 압박골절은 흔히 노인에게서 나타납니다. 가벼운 충격에도 척추가 주저앉으면서 심한 요통이 발생하죠. 또한 내장 기관의 문제로 인한 연관통도 있고요. 신장 결석이나 췌장염, 대동맥류 또는 부인과 질환 등은 허리 통증으로 오인할 수 있는 통증을 동반하기도 합니다. 이런 경우엔 허리 자세와 관계없이 아프며, 복부 증상이 함께 나타나기도 합니다. 측만증이나 후만증처럼 선천적인 척추 기형이나 심리적 요인도 허리 통증의 원인이 될 수 있습니다. 기질적 원인이 없는데도 통증을 호소하는 경우는 스트레스나 불안이 통증 인식을 높이는 심인성 요통으로 보기도 합니다. 골다공증성 골절도 협착증과 관계가 매우 큽니다. 골다공증성 골절은 주로 넘어질 때 발생하며 노인의 낙상을 일으키는 중심성 협착의 주요한 증상이기도 합니다. 협착증은 척추를 구부정하게 만드는데 이 상태에서 넘어질 경우 정상적인 척추 만곡이 완충 기능을 상실하여 골절이 생길 수도 있습니다.

노화로 인한 추간판 퇴행은 협착증의 출발점입니다. 디스크 수핵은 젤리처럼 말랑말랑해서 척추에 가해지는 충격을 흡수합니다. 그러나 나이가 들면 수분과 단백질이 줄면서 탄력이 떨어지고, 디스크 높이가 낮아지며 디스크를 짓누르게 되죠. 이때 디스크 주변의 섬유륜에 미세한 균열이 생기고, 이 부위가 돌출되면서 신경을 압박하는 겁니다. 과체중과 반복된 하중으로 척추 관절과 인대가 두꺼워지고, 신경이 지나가는 통로가 좁아집니다. 이렇게 척추관이 좁아져 신경이 눌리는 상태를 척추관 협착증이라고 합니다. 협착증 환자는 허리를 펴면 통증이 심해지고, 몸을 앞으로 숙이면 신경 통로가 넓어져 통증이 완화되는 이유도 여기에 있죠.

그렇다면 〈꼬부랑 할머니〉라는 노래처럼 나이가 들면 누구나 허리가 굽는 걸까요? 완전히 피할 수는 없겠지만, 퇴행을 늦추고 통증을 예방하는 것은 충분히 가능합니다. 허리는 모든 하중을 지탱하기 때문에 운동 부족이나 잘못된 자세, 몸의 밸런스가 무너지면 쉽게 손상됩니다. 규칙적인 스트레칭, 코어 근육 강화, 바른 자세 유지가 허리 질환 예방의 핵심입니다. 경쟁적이고 무리한 중량 운동이나 장시간 책상 앞에 앉아 있는 습관은 디스크 퇴행을 가속하므로 피해야 합니다.

이처럼 허리 통증은 하나의 병이 아니라 여러 원인이 만들어 낸 결과입니다. 기계적, 신경학적, 염증성, 감염성, 종양성 원인 중 어느 것에 속하느냐에 따라 접근과 치료 방법이 달라집니다. '디스크'라는 단어에 겁먹기보다는 통증의 원리를 이해하고 생활 습관을 조정하는 것이 허리 질환 예방의 지름길입니다. 이제 허리에 귀를 기울여 보세요. 허리가 보내는 신호는 미세하지만 명확하게 도와달라는 메시지를 간과해선 안 됩니다. 그 신호를 귀담아듣는 것이 건강한 허리와 오래가는 삶의 첫걸음입니다.

우리는 언제부터 이렇게
통증에 집착했을까?

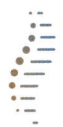

인간은 태생적으로 '쾌(快)'를 좋아하고 '불쾌(不快)'를 싫어합니다. 통증을 좋아할 사람은 아무도 없습니다. 고통을 피해 조금이라도 편안한 삶을 살고 싶은 게 모든 생명체의 본능입니다. 손가락 끝에 자그마한 가시만 하나 박혀도 하루 종일 불편하고 괴롭기 마련이죠. 당뇨병 환자들은 매일 아침 혈당 검사기에 손가락 끝을 찌르는 것이 제일 고역이라고 입을 모읍니다. 2년마다 돌아오는 건강검진에서 가장 힘든 일이 피를 뽑는 일이라고 말하는 사람들도 많습니다.

언제부턴가 우리는 통증을 즉시 제거해야 할 적으로 여기게 되었습니다. 몸의 불편함, 신체의 불쾌함을 당장 없애야 할 대상이자 악으로 규정한 겁니다. 물론 통증을 없애고 싶은 마음이 드는 건 당연합니다. 문제는 치료의 목적이 건강 회복이 아닌 통증

제거에만 쏠려 있다는 점입니다. 이쯤에서 우리는 지금 '아프지 않은 상태'를 최종 목표로 삼고 있지는 않은지 한 번 돌아볼 필요가 있습니다. 세계보건기구에서 정의한 것처럼, 건강이란 단지 질병이 없는 상태가 아니라 신체적, 정신적, 사회적으로 **완전한 안녕(well-being)**의 상태입니다. 다시 말해, 건강이란 단순히 통증이 없는 상태가 아니라 몸과 마음 그리고 사회적 기능이 조화를 이루는 상태인 거죠.

그런데 현대인은 아프지만 않으면 건강한 것으로 착각합니다. 광고만 봐도 알 수 있습니다. 모든 약품은 통증을 빠르게 잠재우는 신속함을 최고의 장점으로 강조합니다. 지하철 안팎으로 도배된 병원 광고는 단번에 통증을 없애는 의술을 자랑하고, 유튜브 영상은 서로 앞다투어 치료보다 빠른 통증 완화에 도움이 되는 운동법을 전시합니다. 언제부턴가 빠른 속도가 미덕이 되었습니다. 그 결과로 병의 원인은 여전히 남아 있는데, 눈앞의 통증만 덮어버리는 대증요법이 우리의 일상이 된 것 같습니다.

허리 통증, 무서우세요?

허리 통증이 그 대표적인 예입니다. 허리가 아프면 우리는 가장 먼저 디스크 탈출증이나 협착증을 떠올리며 호들갑을 떱니다. 그러나 실제로는 단순한 근육의 긴장, 잘못된 자세, 심지어는 스트레스와 수면 부족이 원인인 경우도 많죠. 설사 디스크나 협착증이라 하더라도 그게 인생이 끝나는 이유가 될 수는 없는 겁니다. 허리 통증은 결과이지 원인 그 자체가 아니니까요. 허리라는 신체 부위는 몸 전체의 균형과 연결되어 있기 때문에, 허리 통증은 종종 다른 부위의 이상이나 생활 습관의 불균형을 드러내는 신호일 수 있습니다.

그럼에도 우리는 통증이 시작되면 곧바로 진통제나 주사 치료부터 떠올립니다. 현대 의학은 급성 통증을 완화하는 데 탁월하지만, 그만큼 통증의 이유를 묻지 않게 만들었습니다. 통증을 없애는 것에만 몰두하다 보니, 오히려 몸이 보내는 경고음을 무시하게 된 거죠. '통증 없는 몸'을 추구한 나머지 정작 통증이 발생한 근본 구조를 회복할 기회를 놓치는 아이러니가 일어난 것입니다. 병원을 찾는 많은 환자가 통증부터 없애달라고 종종 호소합니다. 물론 고통스럽죠. 압니다. 그래도 원인이 뭔지는 들어보셔야 하지 않을까요?

허리 통증의 원인은 생각보다 복잡합니다. 척추나 디스크의 문제가 아니라 근육의 불균형이나 골반의 틀어짐, 장시간 앉아 있는 생활 습관, 그리고 스트레스나 불안 같은 심리적 요인에서 비롯되기도 합니다. 심지어 신장이나 췌장 또는 대장에 생긴 암 때문일 수도 있습니다. 허리 주변에 주요 장기가 몰려 있기 때문에 최악의 가능성을 항상 열어놓고 있어야 합니다. 실제로 임상에서 허리 때문에 왔다가 암을 발견하는 케이스를 가끔 봅니다.

이도 저도 아니라면, '비특이적 요통'도 있을 수 있어요. 그러나 정형외과에서는 MRI나 엑스레이로 보이는 구조적 이상만을 중심으로 치료하는 경우가 많아서 현실적으로 통증에 대한 **포괄적인 접근**이 간과되기도 합니다. 안타까운 일입니다.

'나는 허리가 아프다'라는 환자의 굳은 신념이야말로 가장 무서운 **리스크 팩터(risk factor)**입니다. 호주의 물리치료사인 피터 오설리번(Peter O'Sullivan) 교수의 **인지기능치료(CFT)** 모델에 따르면, 치료의 첫 단계는 '내 허리는 약하고 불안정하다.'라는 믿음을 깨는 것이라고 합니다. 이런 심리적 접근은 복횡근에 대한 전통적인 접근과 완전히 다른 방식입니다. 그간 환자분들은 의료진이나 미디어로부터 끊임없이 "코어가 약해서 아프다."라는 메시지를 주입받아 왔다는 거죠. 이러한 시그널은 자기도 모르게 통증 재앙화(catastrophizing, '아, 허리가 아프니까 난 이제 끝장이야.')와 공포 회피(fear-avoidance, '지금보다 더 아프지 말아야겠어.') 행동을 강화한다는 것입니다. 우리 뇌는 작은 통증을 큰 통증으로 만들어 버리는 데 선수랍니다.

바로 여기서 통증에 대한 흔한 오해가 발생합니다. 우리는 몸의 어느 한 부위가 아프면 흔히 해당 부위에 문제가 있다고 생각합니다. 하지만 통증은 우리 뇌가 만들어내는 겁니다. 우리가 일상에서 많이 쓰는 진통제는 대부분 특정 부위에 작용하는 게 아니라 뇌에 작용하여 통증을 느끼지 못하게 할 뿐이죠. 대표적인 예가 가장 안전하고 효율적인 진통제라고 하는 타이레놀입니다.

제가 드리고 싶은 말씀은 통증을 무작정 참으라는 게 아니라, 통증 걱정을 적게 하는 게 당장 진통제를 먹는 것보다 근본적인 치료에 더 가까이 다가갈 수 있다는 겁니다.

진정한 적은 따로 있다

이제 질문을 바꿔야 합니다. "어떻게 하면 덜 아플까?"보다 "왜 아프게 되었을까?"를 먼저 물어야 합니다. 통증은 나쁜 게 아니라 몸이 균형을 되찾기 위해 보내는 신호이기 때문이죠. 따라서 통증 치료는 단순히 약을 맞거나 수술하는 게 아니라 생활 패턴을 점검하고 근육과 자세, 밸런스와 중립 자세, 심리적 긴장과 코어 인지를 함께 돌보는 과정이 되어야 마땅합니다. 적은 통증이 아니라 평소 몸에 대해 무심한 우리의 나태함과 무지에 있어요.

우리 사회는 오래 사는 것을 넘어 '어떻게 건강하게 사느냐'를 고민해야 하는 시대에 들어섰습니다. 최상의 건강 상태를 유지하고 노화를 최대한 늦추며, 삶의 질을 높이는 것이 진정한 목표여야 합니다. 늙지 않을 수는 없습니다. 노화를 늦추는 걸 목표로 하자는 거죠. 그런데 우리는 통증을 무조건 없애야 한다는 생각에 사로잡혀 오히려 몸의 자연스러운 회복력과 적응력을 스스로 약화하고 있는 것은 아닐까, 돌아볼 필요가 있습니다.

결국 허리 통증은 단순히 허리만의 문제가 아닙니다. 그것은 우리 몸 전체, 나아가 우리의 삶의 방식이 균형을 잃었다는 신호입니다. 통증을 없애는 데만 몰두하지 말고, 통증이 말하고자 하는 이유를 들어야 합니다. 몸이 보내는 미세한 경고를 이해하고 바르게 질문할 때, 우리는 비로소 진정한 의미의 건강을 되찾을 수 있습니다.

통증은 무찔러야 할
적이 아니다

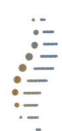

누군가에게는 무척 이상하게 들릴 수도 있는 이야기입니다만, 허리 통증은 결코 싸워 무찔러야 할 적이 아닙니다. 보이진 않지만, 벌써 몇 분은 고개를 갸우뚱하시는 것만 같습니다.

흔히 세상이 바뀌어도 인간이라면 피할 수 없는 절대 진리가 두 개 있는데, 하나는 '반드시 죽는다는 것' 그리고 다른 하나는 '세금을 내야 한다는 것'이랍니다. 미국식 개그 중 하나지만, 생각할수록 부정할 수 없는 말입니다. 죽음과 세금은 그 누구도 피할 수 없죠. 노화나 고통도 마찬가지입니다. 통증을 피하겠다고 발버둥을 치는 건, 늙지 않겠다고 시간을 되돌리려는 것과 마찬가지입니다.

곱게 늙는 슬로우 에이징

어르신들을 뵈면, 늙어도 곱게 늙고 싶다는 말씀을 종종 하십니다. 곱게 늙는다는 게 과연 뭘까요? 어쩌면 노화의 정의를 새로세우지 않으면 곱게 늙는다는 말의 의미를 정확하게 이해하지 못할지 모르겠어요. 저는 아직 그 나이에 가보지 못했기에 정확히그 말의 의미를 이해할 수는 없지만, 제 나름대로 짐작해 본다면, 아마 이런 의미가 아닐까요? '인간으로서 늙는 건 피할 수 없는운명이고, 조만간 늙는 게 어쩔 수 없는 시간의 문제라면, 되도록천천히 그리고 즐겁게 늙고 싶다.' 만약 이 의미가 맞는다면, 우리는 이를 뭉뚱그려 **슬로우 에이징**(slow aging)이라고 부를 수 있을겁니다.

슬로우 에이징은 가속노화(加速老化) 혹은 조기노화(早期老化)의 반대 개념으로, 노화의 속도를 정상 혹은 그 이하로 늦추기 위한 생체역학적 개입이자 생활 습관의 개혁을 의미합니다. '슬로우 에이징 플랜'은 생물학적이고 신체적인 노화 속도를 늦추어 개인의 건강 수명을 늘리는 것이 목표입니다. 일단 사람이 늙는 건 어쩔 수 없다고 인정하되 그 자연스러운 노화 현상을 최대한 늦추는 데 중점을 둡니다.

여기서 핵심은 자신의 물리적인 나이보다 생물학적 나이를더 젊게 유지하는 것입니다. 즉 기대 수명을 늘리는 것보다 건강수명을 늘리는 것이죠. "오래 살면 뭐 해? 제대로 움직이지도 못하면서 사는데."라는 말 역시 사실은 같은 기간을 살아도 더 건강하게 살아야 한다는 의미일 겁니다.

척추는 우리 신체 부위 중에서 가장 빨리 나이 드는 곳입니다. 나이 들어서 협착이 오는 걸 막을 순 없겠지만, 그 시간을 최대한 늦춰보자는 거죠. 허리가 아파서 치료한다는 관점이 아니라 '척추가 급격히 늙어가는 속도를 늦추겠다'라는 관점으로 보는 것이 핵심입니다. 척추 질환은 단순한 손상이 아니라 신체의 노화 속도가 '비정상적으로 빨리 진행된 상태'로 보는 게 옳다는 겁니다. 슬로우 에이징으로 허리 건강에 접근하는 방식은 척추가 제 나이에 맞게 천천히 퇴행할 수 있도록 생체역학적 부담을 최소화하는 과정이며, 이는 환자분들로 하여금 통증 치료와 예방을 동시에 가능하게 만들어 줍니다.

통증의 두 가지 양상

통증을 정확히 이해하기 위해서는 먼저 통증의 양상을 알아야 합니다. 통증의 양상은 급성 통증과 만성 통증으로 나뉩니다. **급성 통증**은 외부의 자극이나 조직 손상에 대해 바로 나타나는 반응입니다. 예를 들어 손이 난로에 닿을 때 느끼는 뜨거움은 손을 난로에서 재빨리 떼게 만들어 추가적인 조직 손상을 막습니다. 이처럼 급성 통증은 즉각적인 회피와 보호 본능을 자극해 생명을 유지하게 만드는 본능적 기전입니다.

급성 통증은 일반적으로 손상된 조직이 회복되면 사라집니다. 이 짧은 기간, 통증은 몸에다 '이제 움직이지 말고 쉬어야 해.'라고 명령을 내리는 역할을 하죠. 예를 들어 발목을 접질렀을 때, 우리는 무의식적으로 아픈 발목을 최대한 건드리지 않으려고 노력합니다. 이런 행동 덕분에 손상된 부위가 회복할 시간을 벌어주게 되죠. 그런 의미에서 급성 통증은 몸의 복구와 회복을 돕는 유익한 반응이라고 할 수 있습니다.

흥미로운 점은 이런 통증이 진화적으로도 생존에 유리했다는 사실이죠. 동물행동 연구에서는 부상 후 통증 감각이 일시적으로 예민해지는 현상이 관찰되었는데, 이는 포식자로부터 자신을 보호하고 숨는 데 도움이 됩니다. 통증에 둔감한 개체는 주변 위험을 인식하지 못해 생존 확률이 떨어질 수밖에 없으며, 실제로 유전적 결함으로 통각 수용기가 기능하지 않는 동물은 잦은 부상으로 단명한다는 연구 결과도 있습니다.

반면 **만성 통증**은 자극 원인이 사라진 뒤에도 통증이 계속되는 경우를 말합니다. 일반적으로 3개월 이상 지속되는 통증이 이에 해당하는데요. 만성 통증은 단순한 경고 신호가 아니라 통증 전달체계의 오작동으로 인한 병리적인 상태로 여겨집니다. 예를 들어 관절염처럼 염증이 지속되는 질환이나, 초기 부상 후에도 통증 민감성이 과도하게 유지되는 경우가 그렇습니다. 통증 때문에 환자의 일상생활이 힘들어지고 삶의 질도 현저히 떨어집니다.

진화적 관점에서 보면, 만성 통증은 '진화적 부조화'로 설명할 수 있습니다. 과거 인류의 조상들은 경미한 부상을 입더라도 아픈 몸을 일으켜 먹이를 구하거나 포식자를 피해 달아나야 했죠. 그래서 위기 상황에서는 통증을 일시적으로 억제하고 활동할 수 있는 '하행성 통증 조절계'가 발달했습니다. 그러나 현대 사회는 의료와 안전망이 발달해서 당장 몸이 다쳤다면 오랜 휴식과 재활이 가능해졌고, 신체활동도 줄일 수 있게 되었습니다. 이로 인해 진화적으로 형성된 통증 조절 기작이 제대로 작동하지 못해서 오히려 통증이 만성화한 것입니다.

실제로 현대인의 생활 환경은 통증을 유발하기 쉬운 방향으로 바뀌었습니다. 장시간 앉아서 일하고, 과도하게 꺼지는 침대에 누워 잠을 청하며, 운동량이 턱없이 부족한 생활은 척추 주변 근육을 형편없는 상태로 만들죠. 이는 허리 통증의 대표적인 원인입니다. 다시 말해, 우리 몸은 여전히 수렵과 채집 혹은 사냥 활동 중심의 환경에 맞춰진 상태인데, 현대인의 생활양식은 정반대로 변했기 때문에 통증이 더 쉽게 생기고 더 오래 지속되는 것입니다. 더 문제는 통증을 진통제나 주사제로만 다스리려 한다는 데 있습니다. 몸의 구조적 불균형이나 생활 습관이 바뀌지 않는다면 통증은 되돌아옵니다.

허리 통증 역시 마찬가지입니다. 통증을 무조건 없애려 하기보다 왜 그 통증이 생겼는지, 어떤 자세와 습관이 문제였는지를 돌아보는 것이 우선이겠죠. 통증은 신체의 약한 고리를 드러내는 '몸의 언어'입니다. 이를 잘 분석하는 것이 근육의 불균형을 바로잡고 코어를 강화하며, 몸의 움직임을 재훈련할 수 있는 기초가 됩니다. 어쩌면 통증은 싸워야 할 적이 아니라 함께 걸어가야 할 우리의 동반자일지 모릅니다. 통증은 우리 몸이 스스로 균형을 회복하도록 돕는 경고이자 기준이기에 이를 무시하거나 억누르기보다 그 신호를 제대로 해석하는 게 필요한 이유입니다.

허리가 받는
하중의 무서움

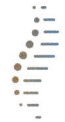

저녁에는 키를 재지 말라는 말이 있습니다. 키가 고무줄도 아니고 늘어났다 줄어들었다 하느냐고 되물으시겠지만, 실제로 키는 하루에도 달라집니다. 아침에 잴 때보다 저녁에는 평균 1~2센티미터, 많게는 3센티미터 정도 줄어든다고 합니다. 이유는 척추가 하루 동안 그만큼 중력의 압박을 받기 때문입니다. 척추는 스물네 개의 뼈가 위로 차곡차곡 쌓인 구조로, 각 뼈 사이에는 젤리 같은 추간판이 하나씩 들어 있습니다. 이 추간판은 충격을 흡수하고 척추가 전후좌우 부드럽게 움직이도록 돕는 역할을 합니다. 하루 종일 중력과 체중의 압력을 받게 되면 수분이 빠져나가며 추간판이 지속적으로 눌리게 됩니다. 그래서 저녁에는 아침보다 키가 줄어드는 것입니다.

이 이야기는 중력이 척추에 가하는 하중이 무시할 수 없는 수

준임을 말해줍니다. 중력은 우리가 살아 있는 한 끊임없이 지면과 수직으로 척추를 당깁니다. 서 있을 때는 상체의 무게가 척추를 통해 전달되고, 앉아 있을 때는 허리에 실리는 하중이 더 커집니다. 특히 장시간 의자에 앉아 일하는 현대인들의 생활 습관은 허리에 지속적인 압박을 주는 대표적 요인입니다. 잘못된 자세로 앉아 있다 보면 척추의 S자 곡선이 무너지고, 디스크에 집중적으로 하중이 가해집니다. 결국 하루가 끝날 때쯤 허리가 뻐근하거나 뻣뻣한 이유가 바로 여기에 있습니다.

노화는 허리로 온다

몸의 노화는 허리로부터 온다는 말이 있습니다. 허리는 오랫동안 방치되어 온 신체 부위 중에서 가장 많은 질환을 갖고 있는 곳이기도 하죠. 바둑도 중원 싸움에서 지면 형세에서 밀리는 것처럼 우리도 허리에 문제가 생기면 당장 인생이라는 전장에서 수세에 몰리게 됩니다. 허리를 제대로 놀리지 못하는 사람치고 정상적인 생활을 이어가는 사람을 저는 본 적이 없습니다. 병원에 허리를 거의 지면과 수평으로 굽히고 들어오던 환자분들이 완쾌되어서 당신의 두 다리로 일어서서 멀쩡히 걸어 나가시는 걸 보면 허리 건강이 얼마나 중요한지 새삼스럽게 깨닫곤 합니다.

　허리는 인체의 중심 기둥입니다. 이 기둥이 무너지면 몸 전체의 균형이 흔들립니다. 걷거나 앉는 것, 물건을 드는 것, 심지어 숨을 쉬는 것까지 허리가 쓰이지 않는 움직임은 없습니다. 따라서 허리에 전달되는 하중은 단순한 중량의 가볍고 무겁고의 문제가 아니라 우리 몸 전체가 어떻게 힘을 나누어 버티느냐의 문제이기도 합니다. 하중이 분산되지 못하고 특정 부위에 집중되면 그 부위는 미세한 손상을 입게 됩니다. 하루이틀은 괜찮지만, 이런 하중이 매일 반복되면 디스크의 섬유륜이 약해지고 점차 탄성을 잃습니다. 이것이 바로 퇴행성 디스크의 시작입니다.

웨이트트레이닝처럼 척추에 강한 압력을 가하는 운동을 할 때에는 특히 주의가 필요합니다. "너 3대 합쳐 몇 치니?" 운동하는 사람들끼리 서로 은근히 경쟁심을 드러내기도 합니다. 스쿼트와 벤치프레스, 데드리프트를 합쳐 얼마를 드는지 그렇게 중요한지 저는 잘 모르겠습니다. 중요한 건 얼마의 무게를 드느냐가 아니기 때문입니다. 잘못된 자세로 수행하면 척추에 과도한 하중이 걸리고, 이는 그대로 척추 불안정성으로 귀결합니다. 병원에 있다 보면 스쿼트나 데드리프트처럼 무게를 들거나 내리는 동작에서는 디스크가 눌리다가 터지는 걸 저는 자주 봅니다. 실제로 운동 후 일시적으로 키가 줄어드는 것도 이런 이유 때문입니다. 척추 사이의 간격이 줄어들고 디스크 내 수분이 빠져나가면서 전체 척추 길이가 감소하는 거죠.

고중량 근력 운동은 자제하는 게 좋습니다. 특히 허리 질환을 갖고 있는 분이라면 연령대에 상관없이 허리를 이용한 근력운동은 피해야 합니다. 대신 스트레칭을 권합니다. 스트레칭은 단순히 근육을 늘려주는 행위가 아니라 척추를 따라 쌓인 압력을 완화하고, 눌린 디스크가 다시 수분을 흡수할 수 있도록 돕는 과정입니다. 저도 매일 하고 있는데, 몸을 위로 쭉 뻗거나 허리를 부드럽게 회전시키는 동작은 척추 간격을 회복시키는 데 도움이 되죠. 그리고 모든 스트레칭은 호흡 조절을 전제로 하기 때문에 실제 코어 인지를 높여 허리 건강에 큰 도움이 됩니다. 실제로 연구에서도 가벼운 스트레칭을 한 후에는 키가 소폭 커지는 현상이 보고된 바 있습니다. 이는 척추가 다시 늘어나면서 본래의 형태를 되찾기 때문입니다.

반대로 스트레칭을 하지 않고 하중이 누적되면 문제가 커집니다. 디스크의 탄성이 떨어지고 미세한 균열이 생기며, 결국 통증으로 이어집니다. 척추를 압박하는 힘은 단순히 무거운 물건을 들 때만 발생하는 것이 아닙니다. 무의식적으로 구부정한 자세로 스마트폰을 보거나, 한쪽으로 몸을 기울인 채 오래 앉아 있는 습관도 모두 하중을 증가시키는 원인입니다. 이처럼 작은 자세의 차이가 허리에 큰 부담으로 작용합니다.

물건을 제대로 드는 법

병원에서 환자들을 진료하다 보면 무거운 물건을 들다가 허리가 삐끗해서 오시는 분들이 의외로 많습니다. 여성보다는 남성이 압도적으로 숫자가 많은데요, 대부분 젊은 시절 무거운 걸 번쩍번쩍 들던 때만 생각하고는 당장 자기 허리 상태를 모른 채 다치시는 거죠. 은근히 힘 자랑을 하다가 오시는 분들도 간혹 계십니다. 가전제품이나 정수기 물통 등 평소 들지 않던 무거운 물건을 들어올리다가 허리가 삐끗하기도 합니다. 평소 쓰지 않던 근육에 순간 힘을 주면 대번 허리 근육이 놀랍니다. 가능하면 무거운 물건은 들지 않는 게 좋고, 꼭 힘을 써야 한다면 물건을 드는 최적의 자세를 따라야 합니다.

첫째, 무거운 물건을 들기 전에 우선 발밑이 평평하고 단단한지 확인합니다. 언뜻 보기에 평평해 보여도 앞이나 뒤로 경사가 진 경우가 많기 때문입니다. 수평을 맞추지 않은 채 가끔 물건을 들다가 나도 모르게 앞으로 쏠리거나 뒤로 넘어져 부상을 입을 수 있기 때문이죠.

둘째, 허리 높이보다 아래에 있는 물건을 들 때 허리를 곧게 펴고 무릎과 엉덩이부터 구부리고, 무릎을 곧게 세운 상태에서 물건 밑을 든든히 잡습니다. 이때 핵심은 들어올리기 전에 호흡을 관리해서 복압을 유지하는 것입니다. 이러면 저절로 허리가 앞으로 굽혀지지 않게 되죠. 허리를 굽히면 하중이 허리로 쏠리기 때문입니다. 테이블이나 책상 등 허리보다 높은 위치에서 들어올릴 때는 물체를 몸 가까이에 고정할 수 있도록 가장자리에 몸을 밀착합니다. 물건을 상체나 배에 붙인다고 생각하셔도 좋아요.

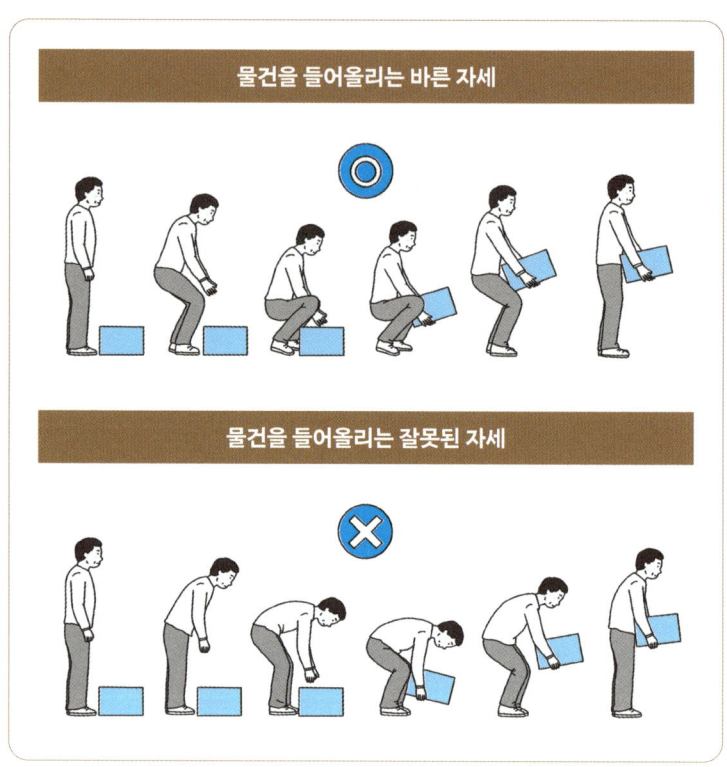

셋째, 들어올리려는 물체 가까이에 넓은 자세로 서서 발을 땅에 단단히 지지합니다. 무릎을 구부려 몸통이 물체에 가깝게 합니다. 코어 인지를 통해 배에 힘을 주고 천천히 물건을 들어 올립니다. 이때 갑자기 힘을 쓰지 말고 피드포워드 컨트롤(feedforward control)을 최대한 이용합니다. 허리 근육보다는 다리 근육에 일차적인 힘이 쏠리도록 합니다.

넷째, 그 상태에서 허리를 굽히지 말고 천천히 무릎을 펴세요.

몸과 지면이 수직이 될 때까지 허리는 일정한 각도를 유지합니다. 물건을 들면서 앞으로 걸어가지 말고 일단 물건을 들고 완전히 제자리에 선 다음 작은 보폭으로 천천히 앞으로 걸어갑니다. 반대로 물건을 내리려면, 이 동작을 역순으로 하면 됩니다.

일상에서 허리가 쉬는 순간은 거의 없습니다. 서 있을 때는 체중의 약 1배, 앉을 때는 1.5배 그리고 무거운 물건을 들 때는 3배 이상의 하중이 척추에 전달됩니다. 만약 자세가 비뚤어져 있다면 이 힘이 한쪽으로만 쏠려 척추가 휘거나 변형될 수 있습니다. 특히 허리를 구부린 상태에서 물건을 드는 행동은 매우 위험합니다. 이때는 디스크가 전방으로 밀려나면서 내부 압력이 급격히 높아져 디스크 탈출증의 직접적인 원인이 될 수 있으니까요.

자세는 척추 건강에 매우 중요한 부분입니다. 나쁜 자세를 버리고 좋은 자세를 매일 연습해서 척추 질환이 감히 우리 몸에 발붙이지 못하게 합시다. 다음 장에서는 자세 교정에서 빼놓을 수 없는 운동 이야기를 하려고 합니다.

내 몸의 코르셋을
발견하자

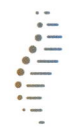

우리 몸에는 코르셋이 하나씩 있습니다. '코르셋'이라고 하니까 어감이 조금 이상할 순 있을 것 같습니다만, 이보다 더 좋은 표현이 없는 것 같아서 그냥 쓰겠습니다. 허리를 두르고 있는 심부 근육은 말 그대로 하늘이 내린 코르셋입니다. 복부 깊숙한 곳의 복횡근, 척추를 미세하게 지지하는 다열근, 골반의 바닥을 형성하는 골반저근은 몸 밖에서는 잘 보이지 않지만 '자연 복대'처럼 우리 몸통 안쪽을 360도 감싸고 있습니다. 이 코르셋은 지금부터 어떻게 관리하느냐에 따라 평생 사용할 수 있는 반영구적 '복대(腹帶)'가 됩니다. 복대를 벗은 채 무거운 하중을 반복해서 허리에 가하면 완충제 없이 바닥에 떨어지는 물체처럼 척추는 뭉개질 수 있습니다.

결국 몸이 신호를 보냅니다. 통증, 뻣뻣함과 뻐근함, 시큰함과 피로감 등 이런 신호들은 벗어던진 코르셋을 다시 입어 달라는 부탁이죠. 앞서 언급한 것처럼 척추는 돌 위에 돌을 얹은 정교한 석탑과 같습니다. 탑이 바람에 흔들리지 않으려면 든든한 지지대가 필요하겠죠? 복횡근은 허리둘레를 안쪽으로 끌어당기며 복압을 형성하는 대들보와 같은 역할을 합니다. 또한 다열근은 각 마디를 정렬해 탑의 미세한 흔들림을 제어하는 와이어와 같죠. 골반저근은 탑 아래에서 받침돌처럼 버텨 우리 몸의 골반을 수평으로 고정해 주는 받침대입니다. 이 세 가지가 함께 어우러져서 척추는 중립 정렬을 유지할 수 있습니다. 반대로 이중 하나라도 연결고리가 느슨해지면 척추뼈 사이의 미세한 유격이 생기며 관절과 인대, 추간판에 불필요한 전단력이 쌓입니다. 통증은 그래서 생기는 거예요.

내 몸의 코르셋은 어디에?

우리 몸의 코르셋은 배의 가장 깊은 곳에 있는 복횡근입니다. 인간 복벽 근육의 층상 구조는 역학적 강도를 극대화하기 위한 진화의 결과입니다. 외복사근과 내복사근 그리고 복횡근의 섬유 방향은 서로 엇갈리게 배치되어 있어서 얇은 근육층만으로도 복강 내압을 효과적으로 견디고 척추에 가해지는 다양한 방향의 비틀림 하중을 견딥니다. 특히 복횡근은 흉요근막(thoracolumbar fascia)

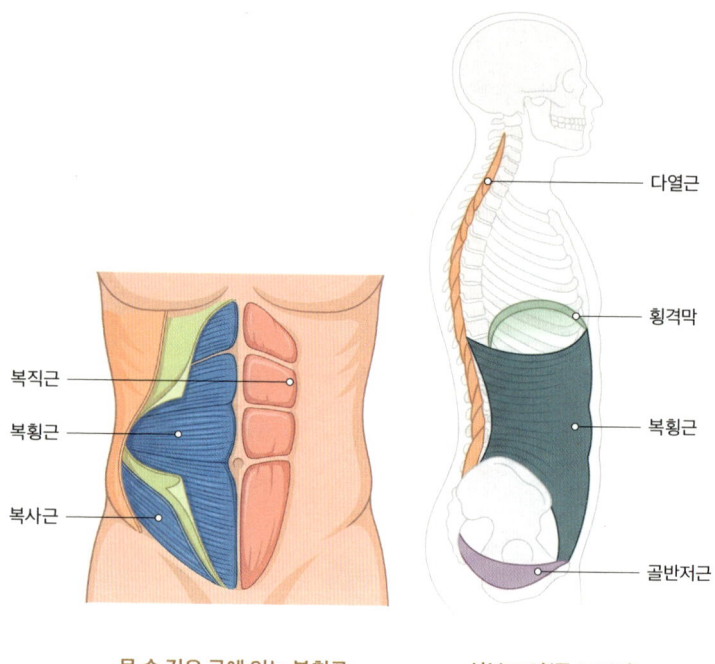

복직근

복횡근

복사근

다열근

횡격막

복횡근

골반저근

몸 속 깊은 곳에 있는 복횡근　　　　**심부 코어(국소 코어)**

의 중층과 후층에 직접 부착되어 있으며, 전방으로는 백선(linea alba)을 통해 반대측 복횡근과 연결되어 몸통 전체를 하나의 원통형 실린더처럼 고정할 수 있습니다.

　코어 시스템은 국소 시스템과 전체 시스템으로 나뉩니다. 국소 시스템에는 복횡근과 다열근, 골반저근과 횡격막이 포함됩니다.(이 책에서 특별한 설명이 없는 코어 또는 코어 시스템이라는 표현은 국소 코어 시스템을 뜻합니다.) 국소 시스템이 전체에 비해서 훨씬 더 중요합니다. 복횡근은 이름처럼 복부를 횡으로 가로지르는 근육인데, 머리와 팔의 무게를 몸통 앞쪽에서 받혀주는 역할을 합니다. 복압을 통해 척추 안정성을 높이기도 합니다. 이 복압을 높이는 역할을 할 때는 횡격막과 골반저근이 함께 작용합니다. 다열근은 자세 제어와 척추 정렬을 유지하는데 복횡근과 함께 척추 안정성에 기여하는 근육입니다. 치골에서 꼬리뼈까지 연결된 골반저근은 골반을 지지하고 배변과 배뇨 그리고 성기능에도 중요한 역할을 합니다. 횡격막은 호흡에 관여합니다.

반면 전체 시스템에는 복직근과 내외복사근, 기립근, 요방형근, 대둔근, 대요근 등이 포함됩니다. 국소 시스템을 도와 허리 안정성에 기여합니다. 흔히 '식스팩'이라고도 하는 복직근은 복부 가장자리에서 몸통을 구부리는 데 활용하는 근육입니다. 내복사근과 외복사근은 몸통의 굴곡과 회전을 책임집니다. 기립근은 척추를 신전(伸展)하고, 측면 굴곡 및 회전에 관여하면서 직립 자세를 유지하고 척추에 대한 중력의 영향을 상쇄하는 데 중요한 역할을 합니다. 요방형근과 대둔근, 대요근 모두 골반과 엉덩이를 떠받치는 근육입니다. 걷는 것처럼 움직일 때 골반과 요추 안정화 그리고 몸 전체의 균형을 유지하도록 도와줍니다.

강한 힘을 내기 위해서는 얕은 곳에 있는 전체 시스템도 중요하지만 심부에 있는 국소 시스템이 안정적이지 않다면 전체 시스템이 능력을 발휘할 수 없습니다. 그리고 강한 전체 시스템은 오

	코어 시스템
다열근	척추의 각 분절에 걸쳐 깊숙이 위치한 근육으로 척추 분절의 안정성을 제공하는 데 중요한 역할을 담당. 작은 회전 움직임을 제어하고, 척추에 대한 전단력을 흡수, 디스크 보호에 기여. 자세 제어와 척추 정렬 유지에 필수적인 근육
복횡근	복부에 가장 깊은 곳에 위치한 근육으로, 머리와 팔의 하중을 직접적으로 지탱하고 복강 내압을 통해 척추 안정성을 높이는 데 핵심적인 역할을 담당. 피드포워드를 통해 척추를 보호하는 예측적 안정화 기능을 수행. 허리 통증이 있는 경우 기능이 저하되는 근육
골반저근	골반의 바닥을 이루는 근육으로 복횡근 및 다열근과 함께 복강 내압을 조절하고 척추 안정화에 기여. 방광과 장, 자궁과 같은 골반 장기를 지지하며, 배뇨, 배변, 성기능에도 중요한 기능을 담당
횡격막	흉강과 복강을 나누는 돔 모양의 근육으로 호흡 과정에서 복강 내압을 조절하여 척추 안정화에 간접적으로 기여. 코어 안정화와 호흡 패턴을 밀접하게 연결하는 역할을 수행

히려 국소 시스템의 손상 가능성을 높일 우려도 있습니다. 우리 몸의 코르셋인 복횡근 중심의 심부 코어 시스템은 몸 전체의 자세를 안정적으로 만드는 안전벨트와 같은 셈입니다.

자세는 내 몸 코르셋의 성적표입니다. 똑바로 선다는 것은 단순히 어깨를 펴는 문제가 아니라 복횡근이 하중을 버티면서 복횡근과 다열근, 골반저근 그리고 횡격막이 만든 내부 텐션을 완성하는 행위입니다. 머리가 거북목처럼 앞쪽으로 빠지고, 등 위쪽이 라운드숄더처럼 둥글어지며, 골반이 전방으로 기울면, 몸의 코르셋은 풀린 상태나 마찬가지입니다. 조용히 허리를 파괴하는 셈입니다. 장시간의 스마트폰 사용과 좌식 생활, 푹신한 소파는 코르셋을 느슨하게 만드는 대표적 생활 습관으로 꼽히죠. 하루를 돌아봐도 무거운 바벨과 덤벨을 들고 운동하는 것보다 잠시라도 자세를 바르게 세우는 짧은 순간이 더 소중합니다. 그때마다 코르셋을 '한 칸' 조여주기 때문이죠.

코르셋을 다시 조이는 비결

몇 년 전부터 널리 퍼진 '탈코르셋'이라는 용어는 여성들에게 씌워진 외모지상주의의 속박을 벗고 성 차별을 금지하자는 의미입니다. 백 번 공감하고 지지합니다. 그러나 생체역학의 세계에서 코르셋은 함부로 벗어버릴 대상이 아닙니다. 천연 코르셋은 패션이 아니라 생존 장치에 가깝습니다. 벗으면 곧바로 허리에 문제가 생기니까요. 누군가는 코르셋 없이도 혼자 일어설 수 있다고 말하겠지만, 실제로 힘을 주어 우리 몸을 일어서게 만드는 힘은 다리 힘이 아니라 코어 근육의 든든한 조임입니다. 그렇다면 심부 코르셋을 되찾는 방법에는 어떤 게 있을까요?

첫 단계는 내 안에 꿈틀대는 미묘한 코어 감각을 발견하는 일입니다. 배를 안으로 살짝 당겼을 때 허리둘레가 전체적으로 고르게 긴장이 전해지는 느낌, 숨을 들이쉴 때 아랫배가 앞으로만 나오지 않고 사방으로 풍선처럼 부푸는 느낌, 기침이나 웃음이 터질 때 허리가 잠깐 단단해지는 느낌, 이 감각이 바로 코르셋을 조이는 느낌입니다. 다음 단계는 미세 수축입니다. 등을 꼭 펴거나 배를 과하게 집어넣는 동작이 아니라 호흡과 함께 20~30퍼센트 정도의 약한 조임을 최대한 오래 유지하는 훈련입니다. 마지막 단계는 타이밍입니다. 일어나기와 걷기, 물건을 들기 직전, 1초도 안 되는 선행 수축이 원활할 수 있도록 몸과 뇌를 연결하는 훈련이 필요합니다. 여기에는 뒤에 설명할 '슬로우 러닝'과 '체중 이동'이라는 관념운동(Ideomotor Phenomenon)이 도움이 됩니다.

골반저근의 감각도 빼놓을 수 없습니다. 이 근육은 스프링과 같습니다. 소변을 참듯 아래쪽을 가볍게 끌어올리되, 엉덩이와 허벅지를 함께 조이지 않는 미세한 끌어올림이 핵심입니다. 복횡근의 사방 조임과 골반저근의 위로 올림이 만나면, 몸통 전체가 통으로 단단해집니다. 여기에 다열근이 뒤에서 받쳐주면 척추 마디의 미세 흔들림이 사라집니다. 이 세 가지가 동시에 켜질 때 우리는 비로소 내 몸의 코르셋을 착용했다고 말할 수 있습니다. 비유하자면, 배트맨이 본격적으로 수트를 입은 상태라고 할까요?

질문을 이렇게 바꿔보죠. "오늘 허리가 아팠는가?"가 아닌 "오늘 코르셋을 몇 번이나 조였는가?" 의자에서 일어서기 전 1초, 걷기 시작하기 전 1초, 물건을 들기 전 1초, 여러분은 그 1초의 코어 인지를 확보하셨나요? 1초의 선행 수축이 일상의 안전벨트가 됩니다. 코르셋은 이미 내 안에 있습니다. 다만 조이지 않았을 뿐이죠. 근육 사이에 숨어있는 천연 복대를 다시 꺼내서 코어 인지를 익히면, 우리는 더 이상 통증을 두려워하지 않고 움직일 수 있습니다. 다음 장에서는 이 코르셋을 허리 통증의 구조와 새로운 접근으로 구체적으로 살펴보겠습니다.

Summary

1부 ┃ **허리 통증을 바라보는 새로운 관점**

- 건강 수명의 핵심: 허리는 우리 몸의 중심 기둥이며, 허리의 퇴행은 전신 노화의 출발점이 됩니다.
- 고강도 운동의 함정: 유튜브 등에서 유행하는 고강도 운동은 건강한 사람을 위한 것이며, 허리 통증 환자에게는 오히려 독이 됩니다.
- 통증의 재해석: 통증은 싸워 없애야 할 적이 아니라, 몸이 균형을 되찾아 달라고 보내는 '확성기'와 같은 신호입니다.
- 코어 인지와 슬로우 에이징: 코어 인지는 통증을 없애는 기술이 아니라, 노화의 속도를 늦추는 출발점입니다.

"새 술은 새 부대에 담아야 할 것이니라."

———

예수(누가복음 5장 38절)

허리 통증의 구조와
새 접근

어깨와 팔에
힘을 빼고 걷자

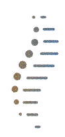

"허리 펴세요!"라는 말은 우리가 일상에서 가장 자주 듣는 조언이자 잔소리 중 하나입니다. 대부분은 이 말을 그냥 등을 곧게 펴라는 뜻으로 오해합니다. 하지만 말씀드렸다시피, 사람의 척추는 본래 직선이 아니라 완만한 S자 곡선을 그리고 있죠. 따라서 인간은 애초에 등을 일직선으로 꼿꼿이 펼 수 없습니다. 이 곡선이야말로 하늘이 내린 구조, 그러니까 생체역학적으로 설계된 이상적인 완충 장치입니다. 도리어 등을 억지로 세우면 척추 주변 근육이 과도하게 긴장하면서 자연스러운 움직임이 사라지죠. 따라서 진정한 '허리 펴기'란 힘을 주어 세우는 게 아니라 이완과 긴장의 균형 잡힌 조화를 유지하는 것을 의미합니다.

코어 안정성부터 만들어야

우리가 걷거나 달릴 때 몸의 중심을 안정시키는 핵심은 바로 **코어**에 있습니다. 코어는 몸통 깊숙이 숨어있는 일련의 근육군으로 척추와 골반을 넓게 둘러싸며 상체와 하체 사이를 연결하는 교량의 역할을 합니다. 안정된 코어는 하체에서 발생한 힘을 고스란히 상체로 전달하고, 상체의 회전력과 팔의 움직임은 다시 하체로 되돌려주는 운동 에너지의 교차점인 셈이죠. 그래서 코어가 제대로 작동하면 사지의 움직임이 균형을 이루면서 불필요한 흔들림이나 긴장이 줄어듭니다. 반면 코어가 약하면 몸통이 불안정해지고, 팔과 어깨에 자꾸 불필요한 힘이 들어가게 되죠. 이런 상태로 걸으면 한쪽 팔을 과도하게 흔들거나 골반이 비대칭적으로 돌아가 허리에 부담이 집중됩니다.

스포츠의학자이자 정형외과 의사인 벤 키블러(Ben Kibler) 박사는 코어 안정성을 두고 '몸통의 위치와 움직임을 조절하여 사지의 힘을 최적으로 발생시켜 이를 전달하고 제어하는 능력'으로 정의했습니다. 이 말은 코어가 안정될 때 비로소 팔과 다리에 힘이 효율적으로 전달된다는 뜻입니다. 다시 말해, 몸의 중심이 흔들리면 팔과 다리도 제힘을 발휘하지 못한다는 거죠. 허리가 아니라 어깨에 힘을 준 채 팔을 뻣뻣하게 흔들면 중심이 고정되지 않아 에너지가 사방으로 새고 맙니다. 반면 코어를 안정시키고 팔에 힘을 뺀 상태에서는 하체의 추진력이 부드럽게 상체로 전달

　　　　　　　　　　　2부 ｜ 허리 통증의 구조와 새 접근

되며 에너지 효율이 극대화되죠.

　이 원리는 엘리트 운동선수들의 훈련에서도 잘 드러납니다. 한때 단거리 최고의 스프린터였던 우사인 볼트는 폭발적인 스프린트를 위해 상체의 리듬과 팔의 진자 운동을 적극 활용한 것으로 유명합니다. 반면 마라톤 세계 신기록을 갈아치운 케냐의 마라토너 엘리우드 킵초게 선수는 달릴 때 어깨에 힘을 거의 주지 않은 상태에서 팔을 부드럽게 흔듭니다. 그의 팔 스윙은 느슨해 보이지만, 실제로는 코어를 중심으로 상하체의 리듬이 완벽하게 맞아떨어지고 있는 겁니다. 이 덕분에 쓸데없이 에너지를 낭비하지 않고 수십 킬로미터를 달려도 피로가 덜한 것이죠. 반면 어깨와 팔에 불필요한 힘을 주게 되면, 몸통이 경직되어 호흡이 얕아지고 주행 리듬이 깨지고 맙니다.

팔의 진자 운동이 중요한 이유

걷기나 달리기의 효율은 단순히 다리의 근력만으로 결정되지 않습니다. 오히려 몸통의 안정성과 팔의 이완이 에너지 효율을 좌우하죠. 걷는 동안 팔은 몸의 균형을 잡는 진자 역할을 합니다. 이 진자가 경직되거나 비대칭으로 움직이면 몸의 축이 자꾸 흔들리게 되고, 허리가 비틀립니다. 반면 어깨의 긴장을 풀면 코어 근육이 중심을 잡으면서 척추가 자연스럽게 회전할 수 있습니다.

이때 허리와 골반은 서로 반대 방향으로 회전하며 보행의 탄성을 만듭니다. 마치 톱니바퀴가 맞물리듯, 코어를 중심으로 상체와 하체가 리듬을 주고받는 것입니다.

이 리듬이 무너지면 허리 근육은 과도한 긴장을 통해 균형을 보상하려 합니다. 그 결과 작은 충격에도 통증이 발생하고, 디스크에 압력이 집중되죠. 실제로 상당수의 허리 통증이 코어 약화로 인한 불안정성에서 비롯합니다. 통증의 위치와 양상을 보면, 이를 구분할 수 있어요. 허리 중앙의 묵직한 통증은 근육 피로나 인대 긴장에서, 엉치나 다리로 퍼지는 통증은 신경 압박에서 기인합니다. 가벼운 저림이나 감각 이상은 코어가 제 기능을 하지 못해 척추가 미세하게 흔들릴 때 나타나는 대표적인 증상이죠.

해결책은 의외로 단순합니다. 코어를 잘 유지하고, 어깨의 힘을 빼는 것입니다. 코어가 단단하면 팔과 다리를 자유롭게 움직일 수 있습니다. 이때 팔은 거의 흐느적거릴 정도로 힘을 빼야합니다. 팔을 자연스럽게 흔드는 동작은 단순한 습관이 아니라 코어의 안정성을 되살리는 생체역학적 신호입니다. 실제로 걷기 훈련 중 팔의 긴장을 풀면 허리 통증이 나아지는 경우가 많습니다. 어깨 근육이 이완되면 목과 등, 허리까지 이어지는 긴장 사슬이 풀리면서 척추의 균형이 회복되기 때문입니다.

걷는 동안 어깨와 팔을 가볍게 흔드는 것은 몸 전체의 협응을 훈련하는 과정입니다. 이때 중요한 것은 '빠르게'가 아닌 '부드럽게' 흔드는 것입니다. 머릿속에 '슬로우 슬로우'를 주문처럼 외세요. 또한 걷기의 기능적 요인을 평가할 때는 단순한 유연성보다 위에서 말한 가동 범위(ROM)와 근육 협응력을 함께 살펴야 합니다. 허리를 얼마나 부드럽게 굽히거나 젖힐 수 있는지, 회전할 때 좌우의 차이는 없는지, 그 과정에서 통증이 나타나는지를 꼼꼼히 관찰해야 합니다. 이런 요소들이 바로 허리의 '기능적 나이'를 결정합니다. 유연성과 지구력, 척추 주변 근육의 협응이 모두 조화를 이룰 때 젊은 허리라고 할 수 있습니다.

현대인들은 앉아서 일하는 시간이 깁니다. 게다가 스마트폰과 컴퓨터 사용까지 늘면서 허리와 목이 경직되고 코어 근육이 약해졌습니다. 이런 사람일수록 걷는 습관부터 다시 점검해야 합니다. 하루 30분 정도라도 몸통에 부드러운 긴장을 유지하면서, 즉 코어를 인지하며 어깨에 힘을 빼고 부드럽게 팔을 흔들면서 걷는 것만으로도 허리 건강은 크게 달라질 것입니다. 결국 어깨와 팔에 힘을 빼고 걷자는 말은 단순한 자세 교정이 아니라 몸의 중심을 회복하자는 말입니다. 팔의 움직임은 그 균형의 결과이자 지표입니다. 어깨의 긴장을 풀면 코어가 깨어나고, 코어가 깨어나면 걷기는 비로소 자연스러운 리듬을 되찾게 됩니다.

허리 해부학이 알려주는
건강 원리

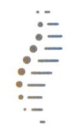

미술 시간에 찰흙으로 피규어를 만들던 때를 떠올려 봅시다. 받침 위에 굵은 철사를 박고 이를 적당히 비틀어서 형태를 미리 만든 뒤 그 위에 찰흙을 붙였던 걸 기억하실 겁니다. 귀찮다고 중간에 철사 작업을 건너뛰면 아무리 찰흙으로 모양을 잘 빚어도 금세 부서지고 쉽게 떨어지는 걸 알고 있습니다. 척추는 찰흙 인형속에 들어간 철사와 같습니다. 공기(工期)를 단축하겠다고 중앙철근을 몇 개 빼먹다 보면 20층도 더 되는 견고한 아파트 단지마저 일순간에 와르르 무너지는 게 당연한 것처럼, 척추에 문제가 생기면 보행은커녕 당장 일어서는 것조차 힘들어지죠.

척추, 아는 만큼 보입니다

이렇게나 척추가 중요합니다. 따라서 허리 질환을 이해하려면 먼저 척추의 구조와 기능을 올바르게 알아야 합니다. 척추는 단순히 육중한 몸을 지탱하는 기둥의 기능을 넘어 인체의 균형과 운동, 신경 전달의 중심축 역할을 담당하는 정교한 시스템입니다. 인간의 척추는 머리에서 골반까지 이어지는 서른세 개의 뼈, 즉 **척추골(vertebrae)**로 구성되어 있습니다. 이는 다시 경추(목뼈) 일곱 개와 흉추(등뼈) 열두 개, 요추(허리뼈) 다섯 개, 천추(엉치뼈) 다섯 개 그리고 미추(꼬리뼈) 네 개로 각기 나뉩니다. 각 뼈 사이에는 물렁물렁한 추간판(디스크)이 있어 충격을 흡수하고 유연한 가동을 가능하게 합니다. 이들이 전부 모여 우리 몸의 중심 기둥을 이루고 하중을 적절히 분산하며, 일상의 움직임에서도 몸의 균형을 유지하도록 돕습니다.(천추와 미추는 태어날 때 각각 다섯 개와 네 개로 나뉘어 있지만 성장하면서 점차 하나의 뼈로 합쳐집니다.)

옆에서 보았을 때 척추는 곧은 일직선 막대가 아니라 자연스러운 S자 형태의 만곡을 이루고 있습니다. 이 만곡은 경추와 요추에서는 전만(前彎)을, 흉추와 천추에서는 후만(後彎)을 형성하여 전체적으로 완만한 곡선을 만들죠. 이러한 곡선에는 다 제각기 역할이 주어져 있답니다. 예를 들어 경추는 머리를 지탱하며 머리 회전과 굴곡 같은 미세한 움직임을 담당하고, 흉추는 갈비뼈와 연결되어 흉곽을 이루어 외부 충격으로부터 내부 장기를

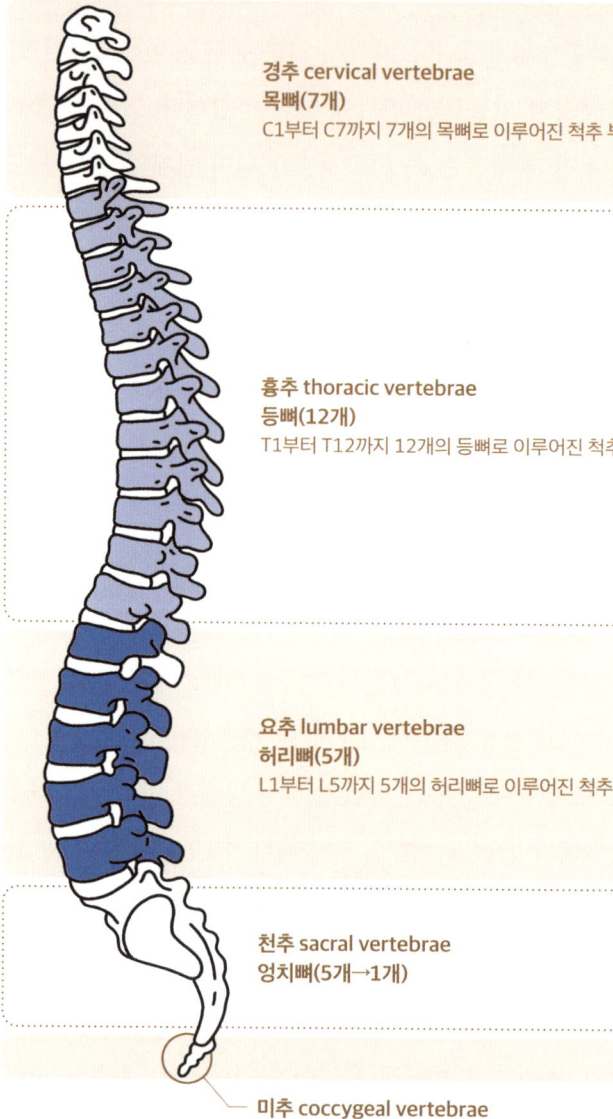

경추 cervical vertebrae
목뼈(7개)
C1부터 C7까지 7개의 목뼈로 이루어진 척추 부위

흉추 thoracic vertebrae
등뼈(12개)
T1부터 T12까지 12개의 등뼈로 이루어진 척추 부위

요추 lumbar vertebrae
허리뼈(5개)
L1부터 L5까지 5개의 허리뼈로 이루어진 척추 부위

천추 sacral vertebrae
엉치뼈(5개→1개)

미추 coccygeal vertebrae
꼬리뼈(4개→1개)

보호합니다. 요추는 크고 강한 뼈로 구성되어 상체의 무게를 견디며 전후 굽힘과 회전 등 허리의 주요 움직임을 담당합니다. 천추는 다섯 개의 뼈가 융합되어 골반을 연결하고, 체중을 다리로 전달하는 통로 역할을 합니다.

이처럼 척추의 만곡 구조는 단순히 형태적인 특징이 아니라, 몸의 균형과 생리적 효율성을 극대화하기 위한 오랜 진화의 결과물입니다. 마치 자동차에 비유하자면, S자 척추는 서스펜션처럼 외부 충격을 흡수하고, 몸이 움직일 때 에너지를 효율적으로 분산하는 것입니다. 만약 이 곡선이 사라지거나 과도하게 변형되면, 특정 부위에 하중이 집중되어 바로 통증이나 손상이 생기죠. 특히 허리뼈(요추)의 전만이 사라지면 몸의 중심이 앞으로 쏠리는 **편평등 자세**(flatback posture)가 되면서 디스크 압력이 급격히 높아져 요통이 발생합니다. 상상만 해도 제 허리가 다 아픕니다.

피사의 사탑처럼 기울지 않으려면

이탈리아의 유명한 관광지가 있죠? 바로 '피사의 사탑'입니다. 1173년에 탑이 세워질 당시, 충분하지 않은 지반 조사와 불량한 기초 공사가 건축의 역사에서 그 유례를 찾을 수 없을 희대의 건축물을 낳았죠. 건축물이 지표면과 정확히 직각을 이루어 세워지려면, 무엇보다 정확한 측량과 설계가 필요합니다. 이때 쓰이는 것이 바로 **다림추선**(plumb line)입니다. 납으로 된 봉돌을 실에 달아 중력이 작용하는 방향으로 늘어뜨린 선인데요. 인체의 옆면에서 가상의 수직선을 머리 꼭대기에서 바닥까지 그었을 때, 이 다림추선을 따라 특정 신체 부위들이 일직선으로 정렬되어야 이상적인 자세입니다. 이러한 정렬이 흐트러지면 피사의 사탑처럼 자세 불균형이나 비정상적인 자세가 되는 것입니다.

반면 다림추선과 인체가 일직선으로 평형을 이룬 척추 정렬 상태를 **중립 자세**(neutral posture)라고 합니다. 중립 자세에서는 머리와 어깨, 골반, 무릎, 발목이 다림추선과 일직선상에 놓여 있으며, 척추의 자연 만곡이 그대로 유지됩니다. 앞선 그림에서 보는 것처럼, 옆에서 보았을 때 귀와 어깨, 고관절, 무릎, 발목을 연결한 선이 일직선을 이루면서 정면에서 보면 어깨와 골반이 수평을 이루고 좌우 균형이 맞아떨어지죠. 직립 상태에서 가장 이상적인 자세입니다. 이러한 자세에서는 근육과 인대가 과도하게 긴장하지 않고, 척추와 관절에 가해지는 압력도 최소화됩니다.

중립 자세의 핵심은 척추의 곡선을 생긴 대로 지키는 것입니다. 머리가 앞으로 빠지거나 어깨가 말리면 경추의 전만이 사라지고, 허리가 과도하게 젖혀지면 요추의 전만이 깊어집니다. 예를 들어, 머리가 앞으로 2.5센티미터만 전진해도 경추에 걸리는 하중은 약 2배로 증가합니다. 이런 상태가 지속되면 목과 어깨의 긴장도가 심해지고, 결국 만성 통증으로 이어질 수 있습니다. 반대로 중립 자세를 유지하면 체중이 척추 전체에 고르게 분산되면서 근골격계에 미치는 스트레스가 최소화됩니다.

중립 자세는 호흡과 순환에도 영향을 미치죠. 다림추선을 따라 척추가 바르게 정렬되어 있을 때 횡격막과 흉곽의 움직임이 원활해지고, 깊고 안정된 호흡이 가능합니다. 반대로 등이 굽거나 허리가 과도하게 젖혀진 자세에서는 횡격막이 제대로 수축하지 못해 얕은 흉식호흡밖에 할 수 없습니다. 이는 산소 공급의 효율을 떨어뜨리고 쉽게 피로감을 느끼게 하죠.

척추 정렬에 중요한 역할을 하는 일련의 허리 근육이 바로 **코어 근육군**(core muscles)입니다. 이중 복횡근의 역할이 가장 중요합니다. 척추는 몸의 무게 중심보다 뒤에 있기 때문에 인체가 균형을 잡고 효율적으로 몸을 지탱하기 위해서는 몸통의 앞쪽에도 머리와 팔의 무게를 지탱할 수 있는 복횡근의 역할이 결정적입니다. 복횡근, 다열근, 골반저근, 횡격막으로 구성된 코어 시스템은 척추를 둘러싸는 천연 보호대이자 안정 장치와 같습니다. 코어 시스템은 움직이는 상태에서 충격을 흡수하며, 자세를 유지할 때 방향타와 같은 역할을 합니다.

'코어 강화'는 코어의 특성 중 한 가지만 지나치게 강조했기 때문에 잘못된 표현입니다. 코어 자체의 기능 강화가 필요합니다. 코어의 힘이 얼마나 강한지가 중요한 것은 아닙니다. 코르셋의 재질을 더 딱딱하게 한다고 해서 코르셋의 기능이 더 강화되는 건 아닌 것과 마찬가지입니다. 우리가 평생 착용하는 코어라는 코르셋은 부드러워야 잘 작동할 수 있습니다. 결국 허리 건강은 **바른**

정렬 + 안정된 지지 + 유연한 움직임의 조합에 있습니다. 이중에서 어느 하나라도 무너지면 다른 요소들이 도미노처럼 연쇄적으로 무너져 불균형이 찾아옵니다. 이 불균형이 오면 통증은 허리에서 나타나지만 문제는 꼭 허리에만 있다고 볼 수는 없습니다. 그리고 역으로 허리의 문제도 다른 요소들과 잘 조화를 이루게 되면 균형 상태에 이르러서 통증 없이 지낼 수도 있습니다.

척추는 뼈와 인대 그리고 디스크의 집합체입니다. 그러나 척추가 힘을 받는 방식과 인체를 움직이는 방식은 뇌로 대표되는 중추 신경과 근육 그리고 말초신경까지 유기적으로 연결되어 있습니다. 이러한 생체 구조를 알고 있어야 허리를 제대로 이해하고 관리할 수 있습니다. 이 부분은 다음 장에서 보다 자세히 설명하겠습니다.

수동 시스템:
척추와 인대 그리고 디스크

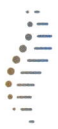

혹시 페르시아산 양탄자를 보신 적이 있나요? 날렵한 캘리그래 피와 아름다운 그림이 수놓아진 형형색색의 양탄자 중에는 한 장에 수억 원을 호가하는 명품도 즐비하다고 합니다. 한 땀 한 땀 정교하게 짜는 데만 수개월이 걸린다는 복잡한 양탄자는 씨 실과 날실이 교차하며 탄생한 작품입니다. 우리 척추도 일견 복 잡해 보여도 단순히 세 개의 서로 다른 체계로 이루어진 신의 작 품이라 할 수 있을 겁니다. 미국 예일대 의대의 마노하르 판자비 (Manohar M. Panjabi) 교수는 자신의 '척추 안정성 이론'에서 사람 의 척추가 수동 시스템과 능동 시스템 그리고 신경조절 시스템, 이렇게 세 가지 체계로 이루어져 있다고 말했습니다. 이 세 요소 는 각각 뼈와 인대와 근육, 신경으로 이루어져 있으며 서로 보완 적인 기능을 수행하며 척추 안정성에 기여한다는 거죠.

골격: 수동 시스템

그중 **수동 시스템**(passive subsystem)은 척추의 기본적인 골격 구조로서 인체의 중심을 지탱하는 토대 역할을 합니다. '수동'이라는 이름이 붙은 이유는 척추에서 능동적으로 움직일 수 없는 구조를 총칭했기 때문이죠. **척추뼈**와 이를 연결하는, 우리가 흔히 '디스크'라 부르는 **추간판**, 후관절의 **관절낭**(관절 주머니) 그리고 전후종인대와 황색인대, 극상인대 그리고 극간인대 등 다양한 **인대**가 모두 수동 시스템에 포함됩니다. 이들은 척추를 하나의 견고한 프레임으로 묶어 주며, 움직임의 범위를 제한하고 안정성을 제공합니다. 척추를 앞으로 굽힐 때 추간판의 앞부분을 압박하고 뒤쪽 인대와 관절낭은 늘리며 더 이상 굽히지 않도록 제어하죠. 반대로 뒤로 젖히는 신전 동작에서는 앞쪽의 전종인대와 디스크가 더 이상 젖혀지지 않도록 막습니다. 이처럼 수동 시스템은 마치 안전벨트처럼 허리 움직임이 생리적 범위를 벗어나지 않도록 제어합니다.

하지만 수동 시스템은 척추가 미세하게 움직이는 **중립 구간**(neutral zone)에서는 큰 역할을 하지 못한다는 단점이 있습니다. 이 구간은 움직임이 시작되는 초기 단계로 인대나 관절낭의 저항이 거의 없는 상태입니다. 즉 이 범위에서는 수동 구조가 척추를 지탱하지 못하고, 대신 근육과 신경조절 시스템이 주요한 안정화 역할을 담당하게 되죠. 비유하자면 안전벨트는 급브레이크를 밟

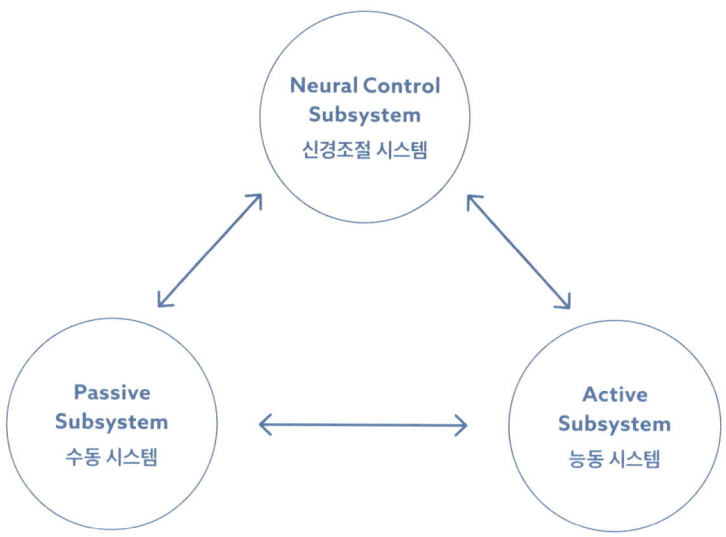

을 때 몸을 잡아주지만, 평소에 운전을 하면서 가만히 앉아 있을 때는 느슨한 상태로 별다른 역할을 하지 않는 것과 같습니다. 중립 구간은 바로 그 '느슨한' 구간이고, 이때 허리를 실제로 잡아주는 건 근육(능동 시스템)과 뇌의 신경 조절입니다.

반면 움직임이 한계에 가까워져 저항이 급격히 증가하는 **탄성 구간**(elastic zone)에서는 수동 시스템이 본격적으로 작동합니다. 이때 인대와 디스크는 과도한 움직임을 막고 척추가 손상되지 않도록 보호하는 역할을 합니다. 따라서 척추 안정성은 중립 구간에서는 주로 복횡근이나 다열근 같은 심부 근육이, 탄성 구간에서는 인대와 디스크 같은 수동 구조가 각각 역할을 분담하는 방식으로 유지됩니다. 중립구간에서 복횡근의 기능이 떨어져서 코어 인지가 약해지면, 협착증 발생 원인인 **미세불안정성** **(microinstability, 눈에 보이지 않을 만큼 미미한 척추의 흔들림)**을 조절할 수 없습니다. 그러면 허리의 노화가 빨라지고 이는 곧 협착증의 발생을 의미합니다. 이 부분은 중요하기 때문에 뒤에서 다시 설명해 드리겠습니다.

척추 불안정성의 원인

수동 시스템이 손상되면 척추는 불안정해집니다. 예를 들어 디스크의 퇴행이 진행되어 탄력성과 높이가 줄어들면 인대가 느슨해지고 척추 사이에 이격이 발생하면서 척추 간 움직임이 비정상적으로 커집니다. 이를 **분절 불안정성(segmental instability)**이라고 부르는데요. 이 상태에서 척추가 제자리를 벗어나거나 미세한 흔들림이 반복되면서 통증이 발생합니다. 특히 인대가 늘어나거나 디스크의 섬유륜이 약해지면 척추가 생리적 범위를 넘어서 과작동을 일으키기 때문에 수동 시스템의 안정화 기능이 무너집니다. 허리 통증뿐 아니라 협착증, 디스크 탈출증 같은 구조적 질환이 이러한 메커니즘에서 발생하는 거죠.

이러한 수동 구조의 약화는 노화뿐 아니라 잘못된 자세나 무거운 하중이 반복될 때도 생깁니다. 장시간 구부정한 자세로 앉거나 무거운 물건을 반복적으로 드는 경우 추간판이 지속적으로 압박을 받으면서 수분이 빠져나가고 탱탱하던 탄력을 잃어버리죠. 이를 보상이라도 하듯 인대는 더욱 늘어나면서 척추 불안정성이 커지는 것입니다. 특히 요추 부위에서 이러한 변화가 두드러지는데, 요추의 전만이 사라지거나 평평해지면 디스크의 전후 압력이 불균형해져 통증이 심해집니다. 결국 수동 시스템의 손상은 단순 노화 현상이 아니라 잘못된 사용 습관이 누적된 결과라고 볼 수 있습니다.

결국 척추 안정성은 수동 시스템, 능동 시스템, 신경조절 시스템 등 이 셋이 서로 조화를 이룰 때 비로소 확보됩니다. 수동 시스템은 몸의 뼈대와 같은 구조적 기반을 제공하고 능동 시스템은 근육의 수축을 통해 즉각적인 지지를 보완하며, 신경조절 시스템은 이 둘을 오가며 시스템끼리 정밀하게 조율합니다. 이 중 어느 하나라도 약해지면 척추의 전체 균형은 무너집니다. 결론적으로 수동 시스템은 척추의 구조적 안정성을 유지하는 첫 번째 방어선입니다. 척추뼈와 추간판 그리고 인대는 우리 몸을 세우는 기둥이자 움직임의 한계를 지켜주는 안전핀입니다. 이 핀이 해제되면 척추의 정렬이 흐트러지고 디스크가 약해지다가, 결국 통증이 발생합니다. 그러나 바른 자세와 꾸준한 운동 그리고 근육과 신경 시스템의 협조적인 작용을 통해 우리는 이러한 수동 시스템의 부담을 줄이고 허리 건강을 지킬 수 있습니다.

능동 시스템:
코어와 근육

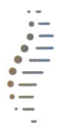

척추는 뼈와 인대, 디스크만으로는 제 기능을 다할 수 없습니다. 수동 시스템이 몸의 기본적인 구조를 세워 준다면, 능동 시스템은 척추를 실시간으로 지탱하고 조절하는 기능을 담당해야 합니다. 근육과 힘줄이 바로 능동 시스템의 주역들이죠. 흥미로운 사실은 척추에서 근육을 모두 제거하면 단 9킬로그램의 하중에도 척추가 그대로 무너진다는 사실입니다. 대단하지 않나요? 근육이 없으면 우리가 단지 서 있는 것조차 불가능해지죠. 근육은 단순히 조연이 아니라 척추와 함께 주연의 역할을 맡은 셈입니다. 이처럼 근육은 척추 안정성을 유지하는 능동적 보호 장치입니다. 그런데 우리는 허리 질환을 이야기할 때 척추만 떠올리지 근육은 염두에 두지 않는 것 같습니다. 이번 장에서는 이 부분을 이야기해 볼까 합니다.

근육: 능동 시스템

능동 시스템(active subsystem)은 크게 두 종류의 근육으로 구성됩니다. 바로 겉근육과 속근육인데요. 겉근육, 즉 '표층 근육'은 척추의 바깥을 싸고 있는 근육들로 척추기립근과 복직근, 외복사근, 둔근으로 구성되어 있습니다. 이 근육들은 상체를 숙이거나 비트는 등 몸의 큰 움직임에 활용됩니다. 반면 속근육, 즉 '심부 근육'은 척추를 직접 싸고 있는 근육들로 다열근과 회선근, 복횡근으로 구성되어 있습니다. 이들은 척추의 각 분절을 미세하게 지탱하고, 몸의 작은 움직임이나 어긋남을 즉각 교정하는 데 활용됩니다. 두 계층의 근육은 마치 건물의 기둥과 케이블처럼 서로 협력하여 척추를 지탱합니다. 다음 페이지의 그림을 참고하시면 됩니다.

근육의 가장 중요한 기능은 '동적 안정화'에 있습니다. 이는 계속 움직이는 와중에도 척추가 무너지지 않도록 균형을 유지하는 기능을 말합니다. 우리는 일상생활 속에서 끊임없이 허리를 굽히고, 비틀고, 회전합니다. 이러한 복잡한 움직임 속에서도 척추뼈가 제자리를 유지할 수 있는 이유는 바로 이와 같은 근육의 미세한 제어 덕분입니다. 근육이 수축하면서 척추의 각 분절 사이에 적절한 압력을 유지함으로써 외부 충격이나 하중으로부터 디스크를 보호하고 허리와 관절의 과도한 움직임을 제어하는 거죠. 간단히 말해서, 근육은 척추의 안전벨트이자 에어백입니다.

능동 시스템에서는 심부에 있는 코어 시스템이 가장 중요합니다. 코어는 단순히 복부 근육만을 말하지 않고 복부 전면의 복직근과 몸통을 둘러싼 복횡근, 등을 감싸는 다열근과 척추기립근 그리고 골반저근, 횡격막까지 포함한 몸통 전체의 안정 단위입니다. 이들은 서로 긴밀하게 연결되어 하나의 통합된 실린더 구조를 형성합니다. 복횡근이 복부를 안쪽으로 끌어당기며 압력을 높이면 골반저근이 아래쪽에서 받쳐주고 횡격막이 위에서 눌러주며, 척추기립근이 뒤에서 지지합니다. 이렇게 복부 내부의 압력이 조절되면 척추는 안팎으로 안정화되어 허리 디스크에 가해지는 압력이 최대 40퍼센트까지 줄어듭니다.

특히 복횡근은 능동 시스템 중에서도 핵심적인 역할을 담당합니다. 복횡근은 복부를 가로로 둘러싼 가장 깊은 층의 근육으로, 허리띠처럼 몸통을 압박하여 척추를 단단히 감쌉니다. 복횡근이 약해지면 척추는 쉽게 흔들리고 작은 하중에도 불안정해집니다. 실제로 만성 요통 환자의 대부분에게서 복횡근의 수축 반응이 정상인보다 0.05~0.1초 늦게 나타난다는 연구 결과도 있습니다. 이는 근육의 약화뿐 아니라 신경계의 조절 능력 저하와 '피드포워드'의 저하를 의미합니다. 이 부분은 매우 중요한 내용이기 때문에 뒤에서 자세히 설명해 드리겠습니다.

척추 불안정성을 안정성으로

능동 시스템이 약해지면 척추는 구조적으로 아무런 손상이 없어도 불안정성을 보이게 됩니다. 자세를 유지하려 할 때마다 근육이 미세하게 흔들리고, 하중이 특정 부위로 집중되다가 급기야 통증이 유발되는 거죠. 특히 장시간 앉아 있는 현대인들은 복부 근육보다 척추기립근이 과도하게 발달하고, 복횡근과 다열근은 약해진 척추 불균형 상태를 보입니다. 이런 근육 불균형은 허리뿐 아니라 골반과 무릎까지 영향을 미쳐 체형의 왜곡은 물론 만성 통증을 유발합니다. 따라서 척추 불안정성을 해결하기 위해서는 근육의 힘뿐 아니라 균형과 협응이 무엇보다 중요합니다.

능동 시스템의 회복을 위해서는 정확한 운동 처방이 필요합니다. 단순히 무의미한 복근 운동을 반복하는 것은 오히려 역효과를 낼 수 있습니다. 척추 안정화 운동은 작은 근육의 활성과 타이밍을 회복시키는 데 초점을 맞춰야 합니다. 예를 들어, '드로인(draw-in) 동작'은 복횡근을 활성화하는 대표적인 방법으로 배를 안쪽으로 당겨 복부 압력을 높이는 연습입니다. '버드독(bird dog)'이나 '브리지(bridge)' 같은 운동은 다열근과 둔근을 동시에 강화하여 척추의 안정성을 높입니다. 이런 운동은 근육의 힘뿐 아니라 신경계와 근육의 협응을 되살리는 효과를 내죠.

실제 임상에서도 능동 시스템의 개선은 확연한 치료 효과를 보입니다. 예를 들어 40대 여성 요통 환자가 복횡근과 다열근 중심의 안정화 운동을 8주간 지속했더니 허리 통증 강도가 70퍼센트 이상 감소하고 일상적인 자세 유지가 훨씬 수월해졌다는 연구 결과가 있습니다. MRI 검사에서도 위축되어 있던 다열근의 단면적이 눈에 띄게 회복된 것입니다. 이런 사례는 근육의 회복이 곧 척추의 회복이라는 사실을 명확히 보여줍니다. 결국 능동 시스템의 원활한 작동은 곧 척추의 건강과 직결됩니다. 척추 불안정성을 해결하고 허리 통증을 근본적으로 예방하기 위해서는 근육의 강도, 지구력, 협응력 세 가지를 모두 회복해야 하죠. 코어 근육을 올바르게 쓰는 습관이야말로 척추를 평생 보호하는 최고의 예방법입니다.

신경조절 시스템:
뇌, 신경, 감각수용기

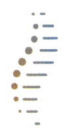

앞서 척추 안정성에 대해 설명했습니다. 그런데 척추 안정성은 단순히 뼈나 근육만으로 유지되지 않습니다. 척추를 세우고 근육의 움직임을 조절하는 보이지 않는 조종자가 있어야 하는데요. 그게 바로 **신경조절 시스템**(neural control subsystem)입니다. 이 시스템은 뇌와 척수를 중심으로 하는 중추신경계, 그리고 근육과 인대, 관절 등에 분포한 감각신경과 이를 연결하는 말초신경으로 이루어져 있습니다. 쉽게 말해, 신경조절 시스템은 척추의 모든 움직임을 지휘하는 컨트롤타워와 같습니다. 수동 시스템이 뼈와 인대 등 구조적 틀을 세우고 능동 시스템이 근육의 힘으로 그 틀을 지탱한다면, 신경조절 시스템은 이 두 시스템을 정밀하게 연결하고 균형 있게 작동하도록 조절해 줍니다.

척추의 컨트롤타워: 신경조절 시스템

신경조절 시스템의 작동은 크게 두 단계로 나뉘는데요. 첫째는 감각 입력 단계입니다. 척추를 이루는 인대와 관절낭, 근육, 피부에는 '고유수용기'라고 하는 미세한 감각 센서가 촘촘히 분포해 있습니다. 이 수용기들은 척추의 위치 변화, 근육의 길이, 장력 그리고 움직임의 속도 등을 감지하여 그 정보를 실시간으로 뇌와 척수에 전달하죠. 이 과정을 통해 신체는 제대로 자세를 유지할 수 있습니다. 둘째는 운동 출력 단계입니다. 중추신경계는 감각으로 들어온 정보를 분석하여 어떤 근육을 얼마만큼 수축시킬지를 결정한 뒤, 그 명령을 내려보냅니다. 이 명령에 따라 근육이 수축하고 인대가 미세하게 긴장하면서 우리 몸은 척추를 안정적으로 유지합니다. 이러한 과정이 끊임없이 되풀이되기 때문에 우리는 무의식중에도 허리를 바로 세우며 다양한 움직임을 수행할 수 있게 됩니다.

신경조절 시스템의 핵심은 피드포워드 컨트롤이라는 원리입니다. 뇌는 과거의 경험과 현재 상황을 바탕으로 미래의 자세 불안정을 예측하고 미리 근육을 조절합니다. 우리가 팔을 들어 올리거나 다리를 뻗기 직전, 뇌가 이미 척추 주위의 근육을 미리 준비시키는 과정을 피드포워드라고 합니다. 예를 들어, 건강한 사람은 물건을 들어 올릴 때 팔 근육보다 복부 깊은 곳에 위치한 복횡근이나 다열근이 0.03~0.1초 먼저 수축합니다. 이러한 선행 수축 덕분에 척추는 외부의 하중이나 움직임에 대비하여 흔들리지 않고 버틸 수 있게 되죠. 반대로 이 과정이 제대로 작동하지 않으면 척추는 작은 움직임에도 불안정해지고, 허리는 외부의 하중을 그대로 받게 됩니다. 실제로 만성 요통 환자의 경우, 복횡근의 수축 타이밍이 정상인보다 늦게 나타나는 경우가 많다고 보고되고 있죠. 즉 피드포워드 컨트롤이 약해지는 것입니다. 수술 후 재활이 필요한 이유가 바로 이렇게 바뀐 환경에서 피드포워드 컨트롤을 다시 만들어야 하기 때문입니다.

이와 함께 움직이는 게 **피드백 컨트롤**(feedback control)입니다. 피드백 컨트롤은 예기치 못한 자세 변화나 외부 충격이 가해질 때 작동하는 반사적 조절 기능입니다. 예를 들어 걷다가 균형을 잃거나 몸이 흔들리면 신경계는 즉각 반응하여 반대쪽 근육을 긴장시켜 몸의 중심을 되찾습니다. 자전거가 비틀거리면, 우리는 자전거가 쓰러지는 반대 방향으로 핸들을 틀죠. 이런 피드백은 거의 본능적입니다. 이러한 피드백 작용은 척추뿐 아니라 전신의 균형을 유지하는 데 결정적인 역할을 합니다. 이러한 감각-운동 컨트롤 능력이 떨어지면, 몸의 움직임이 비효율적으로 변하면서 척추 안정성이 흔들리고 맙니다.

과거 전통적인 반사 이론은 피드백에만 관심을 가졌습니다. 그러나 시간이 지나면서 척추 안정성, 특히 급격한 사지의 움직임에서 피드백 컨트롤만으로는 척추를 보호하기 어렵다는 사실이 새롭게 확인되었죠. 이를 호주의 폴 호지스(Paul Hodges) 교수와 그의 동료들이 연구를 통해 밝혀냈습니다. 그들은 성인이 팔을 빠르게 들어 올리는 동작을 수행할 때, 팔을 움직이는 삼각근이 수축하기 직전에 심부 척추 안정화 근육인 복횡근과 다열근이 먼저 움찔하며 수축한다는 사실을 발견했습니다. 이러한 선행적 수축은 팔이 움직이는 방향과는 무관하게 발생했습니다. 즉 팔을 앞으로 들든 옆으로 들든, 척추 안정화 근육은 일관되게 먼저 수축하여 복강내압을 높이고 척추 분절을 압박하여 움직임에 대비했던 겁니다. 이는 중추신경계가 사지의 움직임으로 인해 척추에 발생할 반작용힘을 미리 계산하고, 이에 대비하기 위한 보호막을 형성한다는 것을 의미합니다.

이밖에 또 하나 주목해야 할 현상은 **관절성 근억제**(arthrogenic muscle inhibition)입니다. 이는 관절이나 인대가 손상될 때 신경이 그 부위를 보호하기 위해 주변 근육의 힘을 자동으로 줄이는 반응을 말합니다. 관절에 손상이나 염증이 생겼을 때, 그 관절을 움직이는 근육이 신경학적으로 제대로 수축하지 못하는 현상이죠. 처음에는 보호 작용처럼 보이지만, 이 상태가 장기화하면 근육이 점점 위축되면서 척추의 지지력이 떨어집니다. 한마디로 척추 불안정성이 올라가는 거죠. 예를 들어 허리디스크 손상 후, 다열근이나 복횡근의 활동이 줄어들면, 척추는 제자리를 유지하지 못하고 반복적으로 미세한 타격을 받게 되죠. 이는 결국 만성 허리 통증으로 이어지는 주요 원인 중 하나가 됩니다.

기분에 영향 받는 뇌와 신체

허리 통증은 허리 문제에서 끝나지 않습니다. 대개 정신적인 문제와도 긴밀히 연결되어 있죠. 만성적인 통증과 입력 신호의 왜곡은 뇌의 구조와 기능을 바꿔버립니다. 이를 조금 전문적인 용어로 말하면 신경가소성(neuroplasticity)이라고 합니다. 쉽게 말해서, 환경과 습관에 따라 뇌의 작용이 바뀐다는 겁니다. 환자의 기분과 심리 상태 역시 척추 안정성에 핵심 변수로 작용하는 거죠. 아프다는 생각은 환자의 뇌에 과도한 신호를 보내게 되고, 통증에 대한 집착적 불안은 불필요한 근육 긴장을 유발합니다. 이 과정에서 신경조절 시스템의 보상 작용이 과하게 일어나고, 이는 오히려 척추 안정성과 유연성을 해쳐 근육의 피로도를 높입니다. 불안으로 인한 근육 강직은 당장 낙상을 일으킬 수 있죠. 통증에 대한 걱정만으로도 허리가 긴장한다니 놀랍지 않나요?

통증으로 인한 낙담과 삶의 질이 떨어지면서 생기는 우울증, 낙상에 대한 공포 등은 무한 루프를 만들어 허리를 공격합니다. 우울증은 세로토닌 및 노르에피네프린 시스템의 조절 장애를 일으켜 척수 수준에서의 통증 신호 전달을 증폭하게 되죠. 낙상 공포는 실제로는 경험이 없더라도 허리 통증 환자에게 얼마든지 일어날 수 있는 일이라 그 자체로 낙상을 일으키는 위험 인자가 됩니다. 통증이나 균형감각 저하로 낙상에 대한 두려움이 생기면, 환자는 우선 활동을 줄이고 보폭을 줄이며, 몸이 뻣뻣한 채 걷게 됩니다. 이러한 조심스러운 보행은 역설적으로 신체 중심의 이동을 불안정하게 만들어 실제로 낙상을 유발하는 거죠. 실제로 진료를 할 때 제가 환자의 우울증과 낙상 공포 그리고 불안 척도를 늘 챙기는 이유도 여기에 있습니다.

결론적으로 신경조절 시스템은 척추 건강의 보이지 않는 지휘자이자 컨트롤타워입니다. 이 시스템이 정상적으로 작동해야 척추는 어떠한 움직임에서도 안정성과 유연성을 유지할 수 있습니다. 그러나 신경 반응이 느려지거나 감각 정보가 왜곡되면, 아무리 뼈가 튼튼하고 근육이 강하더라도 척추는 쉽게 흔들립니다. 허리 통증을 근본적으로 치료하려면 단순히 근육만 강화해서는 안 됩니다. 뇌가 상황을 정확하게 예측하고 신경이 근육에 정확한 타이밍으로 명령을 내리고, 나아가 몸의 밸런스를 정확하게 느낄 수 있을 때 비로소 척추가 회복됩니다.

허리의 삼위일체:
세 시스템의 협응

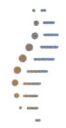

앞서 우리는 아주 중요한 개념을 배웠습니다. 허리 건강을 지탱하는 세 가지 시스템이 있다는 것입니다. 각기 시스템이 작동하는 방식과 기능을 이해하셨나요? 그런데 이번 장에서는 이 세 가지 시스템을 종합적으로 그리고 통합적으로 보려고 합니다. 우리의 허리는 정교한 삼위일체의 협업으로 지탱되고 있습니다. 같은 정형외과 전문의여도 뼈만 보는 의사와 신경만 보는 의사로 나뉩니다. 통합적으로 세 시스템이 협응하는 관계를 강조하는 의사는 드물지요. 그런데 우리 허리가 본래 뼈와 인대가 구조적 틀을 세우고, 근육이 그 틀을 능동적으로 지탱하며, 신경이 이 둘을 연결해 움직임을 조율하도록 되어 있기 때문에 이 방식을 그대로 수용할 수밖에 없습니다. 이를 두고 저는 **허리의 삼위일체**라고 부릅니다.

삼위일체, 어느 것도 부족해선 안 된다!

사실 많은 환자들이 "어디까지가 허리인가요?"라는 질문을 자주 하시는데, 그때마다 저는 꼭 이렇게 대답합니다. "척추만 허리가 아닙니다. 근육과 신경 모두 허리의 일부죠. 하나만 떼어내서 그게 '허리'의 전부라고 말할 순 없습니다." 허리도 삼위일체를 이루고 있어요. 이 균형이 유지될 때 허리는 힘 있게 서 있고, 부드럽게 움직이며, 무게를 받아도 흔들리지 않습니다. 어느 한 요소라도 약해지면 나머지 두 시스템이 이를 보완하느라 과부하가 걸리고, 결국 척추 불안정이 발생합니다.

교회에서는 삼위일체 즉 성부와 성자 그리고 성령이 한 하나님이라고 가르치지요. 굳이 비유하자면, 신경조절 시스템은 성부 하나님에 해당합니다. 뜻과 메시지를 전달하는 '지휘자'라는 의미에서요. 성부 하나님이 우주 만물을 다스리는 것처럼 신경조절 시스템 역시 척추 안정성 시스템을 통해 몸 전체를 구동하는 지휘 본부입니다. 신경계는 척추 주변의 감각수용기를 통해 현재 자세와 움직임을 감지하고, 이에 맞게 실시간 근육의 긴장도를 조절합니다. 몸을 움직이기 전에 미리 근육을 수축시켜 척추를 고정하는 피드포워드 컨트롤과 외부 충격에 즉각 반응해 균형을 회복하는 피드백 컨트롤을 동시에 수행하는 거죠. 이러한 감각 기능이 떨어지면 뇌가 자세 정보를 잘못 인식하여 근육이 필요 이상으로 긴장하거나 반대로 너무 늦게 반응하게 됩니다. 나이

드신 분들이 자꾸 넘어지는 이유가 바로 여기에 있습니다.

신경조절 시스템이 성부 하나님이라면, 수동 시스템은 성자 예수님에 해당할 것입니다. 성자는 성부의 뜻에 따라 몸(body)을 입고 나타났으니까요. 마찬가지로 척추뼈와 추간판, 인대, 후관절 등으로 구성된 수동 시스템은 뇌의 메시지를 받아 직접 신체를 구동합니다. 이들은 척추의 말단 움직임을 제한하며, 과도한 굴곡이나 꺾임, 회전을 막아 허리에 구조적 안전성을 제공합니다. 성자가 성부의 뜻을 이 땅에 실현하는 것처럼, 수동 시스템은 신경계의 통제가 실현되는 물리적 기반입니다. 디스크의 퇴행이나 인대의 이완이 발생하면 이러한 수동 시스템의 안정성이 약해지고, 척추의 **중립 영역**이 넓어지게 됩니다. 앞서 언급했던 중립 영역이란 척추가 움직일 때 저항이 거의 없이 자유롭게 움직일 수 있는 범위인데, 이 범위가 넓어질수록 척추 불안정성이 커지고 작은 힘에도 척추 분절이 제멋대로 흔들리게 되죠.

수동 시스템과 달리 능동 시스템은 성령 하나님에 해당합니다. 뼈와 인대(성자/몸)는 스스로 움직일 수 없습니다. 근육(성령/힘)이 감싸고 당겨주어야만 비로소 견고하게 서고 움직일 수 있습니다. 신경(성부)의 명령이 내려오면 근육은 즉각적으로 반응하여 동적 안정성을 제공합니다. 근육과 힘줄로 구성된 움직이는 보호대이자 작동하는 허리죠. 복횡근과 다열근, 복직근, 척추기립근 같이 앞서 해부학에서 언급했던 코어 근육이 바로 여기에 속합니다. 이 근육들은 수축과 이완을 통해 척추가 중립 영역에서 과도하게 흔들리지 않도록 미세하게 제어합니다. 쉽게 말해 수동 시스템이 건물의 뼈대라면 능동 시스템은 바람이나 진동에도 흔들리지 않게 잡아주는 완충 장치라고 할 수 있습니다. 근육이 충분히 강하고 균형 있게 작동할 때 척추는 외부 충격에도 견딜 수 있지만, 근육이 약해지면 그 균형이 깨지고 척추의 미세한 움직임이 반복되면서 통증이 생깁니다.

앞서도 언급한 판자비 교수는 척추의 움직임을 중립 영역과 **탄성 영역**으로 구분했습니다. 중립 영역이 척추가 쉽게 움직일 수 있는 범위라면, 탄성 영역은 저항이 급격히 증가하여 더 이상 움직이지 못하는 구간을 말합니다. 건강한 척추는 중립 영역이 작고 탄성 영역이 넓어 작은 움직임에도 바로 원위치로 돌아오죠. 반면 불안정한 척추는 중립 영역이 넓어져 작은 힘에도 쉽게 흔들리며 제자리로 돌아오지 못합니다. 판자비는 이를 '그릇 안의 공'에 비유했습니다. 중립 영역이 작은 척추는 공이 깊은 접시 속에 있어 조금 흔들려도 제자리로 돌아오지만, 중립 영역이 넓은 척추는 얕은 접시 위의 공처럼 작은 진동에도 쉽게 미끄러지다 바깥으로 튕겨 나갑니다. 이때 능동계와 신경계의 협응이 부족하면 척추는 얕은 접시 상태로 남게 되어 반복적인 요통의 악순환이 이어진다는 겁니다.

보완적 관계에도 끝이 있다

다행히 세 시스템은 서로 보완적인 관계에 있습니다. 수동 시스템이 약해지면 근육이 긴장도를 높여 그 부족을 보완하고, 근육이 약해질 때는 신경계가 반사작용으로 자세를 안정시키려 합니다. 예를 들어 디스크 손상으로 수동적 안정성이 떨어질 경우, 신경은 즉시 이를 감지하고 복부와 허리 근육에 명령을 내려 척추를 보호하려 합니다. 이러한 반응은 인체의 놀라운 보호 기전으로 척추의 완전한 붕괴를 막아냅니다. 그러나 모든 물리적 운동에는 임계점이란 게 있는 법이죠. 근육이 너무 약하거나 신경의 반응이 늦어진다면, 이 보상 작용도 결국 한계에 부딪히게 될 겁니다. 그때가 되면 세 시스템 모두 무너지겠지요.

누누이 강조하는 것처럼, 척추 안정성이란 결국 세 시스템이 동시에 작동할 때 완성됩니다. 이 세 가지 중 하나라도 균형을 잃으면 척추 전체의 안정성이 흔들리고 나도 모르게 자세가 틀어지며 밸런스가 무너져 결국 통증으로 이어집니다. 그나마 통증을 느낀다면 아직 희망이 있어요. 문제 부위에 집중적인 관심을 갖고 살피면 되니까요. 문제는 조금의 낌새도 없이 허리가 무너지는 케이스죠. 따라서 척추의 건강을 지키는 핵심은 세 시스템을 하나의 통합된 네트워크로 이해하는 것입니다.

허리는 마치 세 개의 기둥이 삼각형 구조로 서로를 지탱하는 건축물과 같습니다. 네 다리가 떠받치는 구조물은 하나만 부실

해도 당장 불안정해집니다. 다리가 세 개일 때는 하나가 약해져도 다른 두 개 다리가 보완하는 구조를 띕니다. 그나마 다행이죠. 그러나 결국 나머지 두 개의 다리도 결국 힘에 부칠 때가 오고 맙니다. 세 축이 균형 있게 협응할 때 허리는 가장 강력하면서도 장기적으로 유연한 구조를 갖게 됩니다. 결국 척추 안정성은 단순히 근육을 강화하거나 자세를 교정하는 문제를 넘어 유기적 조화를 회복하는 데 달려있습니다. 이것이 바로 우리가 허리를 '삼위일체의 균형'으로 바라봐야 하는 이유입니다.

Summary

2부 ┃ 허리 통증의 구조와 새 접근

• 세 가지 시스템의 협응: 척추 안정성은 뼈와 인대(수동), 코어 근육(능동), 뇌와 신경(신경조절) 시스템이 조화를 이뤄야 유지됩니다.

• 수동 시스템의 한계: 척추뼈·인대·디스크는 움직임 끝 범위(탄성 구간)에서만 안전벨트처럼 작동하며, 미세한 중립 구간에서는 척추를 잡아줄 수 없습니다.

• 내 몸 안의 코르셋: 복횡근은 0.03초 만에 반응하면서 360도 복강 내 압력으로 허리를 지킵니다. 이 능력을 되살리는 게 재활의 핵심입니다.

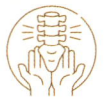

"나이를 먹는다고 움직임을 멈추는 게 아니다.
움직임을 멈추기 때문에 나이를 먹는 것이다."

———

조지 버나드 쇼

허리가 겪는
노화 3단계

허리도 늙는다?
허리 노화의 3단계

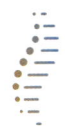

노화는 인간의 주적입니다. 저 멀리 진시황까지 가지 않더라도 사람이라면 불로장생을 꿈꾸는 게 인지상정일 것입니다. 우리는 흔히 이마에 주름이 하나씩 늘어갈 때나 흰머리가 눈에 띌 때 노화를 느끼지만, 사실 신체 부위 중에서 가장 먼저 늙는 곳은 허리입니다. 허리는 노화를 정면에서 맞닥뜨리는 부위라는 게 저의 일관된 주장입니다. 왜 그럴까요? 이번 장에서는 그 이유에 대해서 설명하려고 합니다.

허리가 늙을 때 일어나는 일

허리가 늙는다는 건 이미 오래전부터 있었던 주장입니다.

1970년대에 캐나다의 정형외과 의사인 윌리엄 커컬디-윌리스 (William H. Kirkaldy-Willis) 박사가 **퇴행성 연쇄반응**(degenerative cascade)이라는 개념을 처음 발표했습니다. 이 원리는 지금까지도 허리의 노화를 설명하는 데 가장 중요한 이론입니다. 커컬디-윌리스는 척추 운동 분절을 '세 관절 복합체'로 정의했는데요. 이는 전방 디스크 하나와 후방의 두 개 후관절로 구성됩니다. 이 구조는 기계적으로 상호 연결되어 있으며 하나의 구조에 변화가 발생하면 필연적으로 다른 구조에도 영향을 줍니다. 커컬디-윌리스의 모델은 요통 및 퇴행성 척추 질환의 진행 과정을 이해하고 환자의 증상과 영상 소견을 바탕으로 퇴행의 단계를 예측한 뒤, 의료진이 각 단계에 맞는 적절한 치료 전략을 세우는 데 중요한 임상적 틀을 제공합니다.

1) 허리 퇴행성 연쇄반응 1단계: 기능이상

첫 번째는 **기능이상**(dysfunction) 단계입니다. 말씀드린 것처럼 디스크 안에는 젤리 같은 단백질 성분의 수핵이 들어있고 바깥에는 비교적 단단한 콜라겐 성분인 섬유륜에 둘러싸여 있습니다. 1단계는 주로 반복적인 미세 외상이나 급성 염좌에 의해 디스크에 손상이 발생하며 시작됩니다. 수핵의 수분 함량이 줄어들면서 젤리가 쪼그라들죠. 자연스럽게 디스크의 충격 흡수 능력이 줄면서 섬유륜에 미세한 균열이 발생합니다. 균열은 주변 구조에도 악영향을 미치며 후관절에도 염증(활막염)을 발생시키기도 합니다.

이 단계에서는 환자가 자신의 허리에 대하여 부정적인 신념을 갖기 쉽습니다. 통증을 경험한 환자는 '아프다!'라는 느낌에서 허리를 보호해야 한다는 생각에 과도하게 근육을 긴장하고 움직임을 피하기 시작하죠. 그런데 이런 보호 반응이 오히려 척추 분절의 압박력을 높여 순환을 저해하고 퇴행을 가속화할 수 있습니다. 누가 시키지 않아도 환자분은 허리를 뻣뻣하게 세우거나 복근에 힘을 주는 전략을 사용하면서 능동 시스템의 과도한 개입을 불러와 불안정성을 높이고, 장기적으로는 추간판의 내압을 높여 수핵 탈출이나 척추 손상을 촉진할 수 있습니다. 충분히 이완된 상태에서 두려워하는 동작을 일부러 시행하는 연습을 통해 신경계의 과민성을 낮추고 정상적인 움직임 패턴을 회복하는 게 무엇보다 중요합니다.

2) 허리 퇴행성 연쇄반응 2단계: 불안정성

두 번째는 **불안정성(instability)** 단계입니다. 기능이상 단계가 지속되면 척추 분절은 기계적인 결속력을 잃고 불안정성 단계로 진입하게 됩니다. 이 단계에서는 수핵이 탈출하거나 추간판 높이가 급격하게 줄면서 주변 인대가 느슨하게 늘어집니다. 후관절은 아(亞)탈구가 발생하면서 작은 힘에도 척추가 흔들리는 형태로 나타나게 되죠. 허리가 불안정해지면 모든 척추 기능이 불량해집니다. 이는 허리 통증이라는 악순환을 낳게 되죠.

이 단계에서도 환자는 첫 번째 단계와 마찬가지로 덜 아프기 위해 상체를 뻣뻣하게 굳히는 전략을 씁니다. 여기서 몸을 뻣뻣하게 만든다는 건 심부 코어나 복횡근 같은 속근육이 아니라 단지 복직근 같은 겉근육에만 힘을 준다는 뜻입니다. 이렇게 몸이 뻣뻣하게 굳으면 척추에 가해지는 압박력이 극대화되어 후관절 퇴행이 빨라지죠. 속근육에 힘이 들어가 있는 상태가 몸이 유연하고 자연스럽게 움직이는 상태입니다. 과도한 근육 긴장을 푸는 것이 오히려 속근육의 고유 수용성 감각을 깨우고 반사적 안정성을 회복하는 데 도움이 됩니다.

3) 허리 퇴행성 연쇄반응 3단계: 재안정화

세 번째는 바로 **재안정화**(restabilization) 단계입니다. 이 단계에서 인체는 스스로 불안정성을 되돌리기 위해 구조적인 변화를 일으키게 됩니다. 몸이 항상성을 갖는 것입니다. 이 단계에서 허리는 비록 안정을 되찾으며 요통 자체는 줄어들지만 신경학적 증상과 기능 제한이 새로운 문제로 떠오르게 되죠. 전에 없이 뼈가 웃자라면서 인대와 관절낭이 두꺼워지면서 뻣뻣해지게 됩니다. 후관절의 비후, 황색인대의 주름, 추간판 팽윤, 골극 등이 척추관과 추간공을 서서히 좁히면서 신경을 압박하는 거죠. 이를 척추협착증이라 하는 것입니다.

재안정화 단계에 도달하면 척추에 더 이상 되돌릴 수 없는 구조적 변화가 끝난 상태가 됩니다. 따라서 3단계에서 치료 목표는

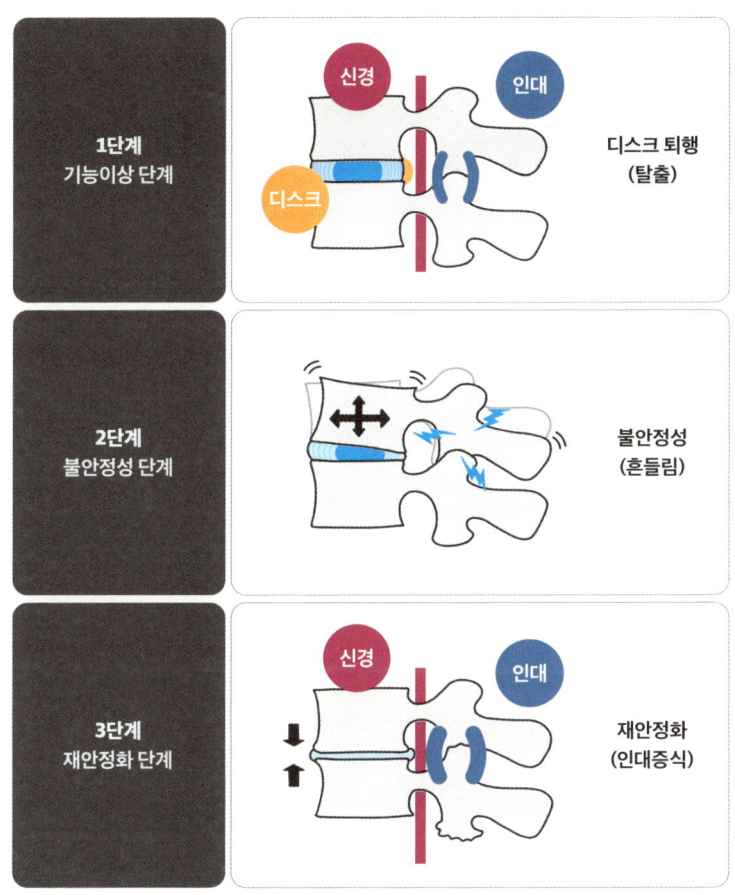

1단계 기능이상 단계	신경 · 인대 · 디스크	디스크 퇴행 (탈출)
2단계 불안정성 단계		불안정성 (흔들림)
3단계 재안정화 단계	신경 · 인대	재안정화 (인대증식)

더 이상 '구조적 개선'이 아니라 '기능적 적응'이 되어야 합니다. 이쯤 되면 많은 환자가 신경이 눌려서 곧 마비가 올지도 모른다는 공포 때문에 활동을 극도로 제한하는데, 이는 척추 주변의 정

맥 울혈을 악화하여 증상만 더 심하게 만들 뿐입니다. 게다가 활동량이 줄어들면 결국 체중 증가와 심혈관계 기능 저하를 초래하여 협착증의 증상을 악화하고, 삶의 질도 떨어지면서 우울증과 다양한 정신질환까지 유발할 위험이 생깁니다.

허리가 늙는 이유

허리는 왜 늙는 것일까요? 가장 먼저 기계적 마모를 들 수 있을 겁니다. 많이 쓰면 빨리 닳게 되는 거죠. 척추는 매일 같이 전쟁을 치르는 전쟁터입니다. 아침에 일어나는 순간부터 밤에 잠들 때까지 척추는 쉬지 않고 몸의 무게와 움직임을 지탱합니다. 디스크는 척추뼈 사이의 쿠션입니다. 젤리처럼 부드러운 수핵과 그것을 감싸는 섬유륜으로 구성되어 있죠. 젊은 디스크는 탄력이 있고 두툼해서 마치 새 매트리스처럼 척추에 가해지는 어떠한 충격도 문제 없이 흡수해냅니다. 하지만 시간이 지나면서 반복된 압박이 가해지면 디스크는 서서히 납작해집니다. 오래 사용해서 주저앉은 침대 매트리스를 떠올리시면 이해가 쉽겠죠?

허리 노화는 서서히 그러나 확실히 진행합니다. 청년기에는 거의 느끼지 못하지만, 40대를 넘어서면서부터는 허리가 늙는다는 걸 체감합니다. 예전에 자연스럽게 할 수 있었던 동작도 이제는 애를 써야 겨우 움직일 수 있게 되면서 세월의 야속함을 느끼는 거죠. 노화를 이기는 방법은 없습니다. 허리도 우리 몸의 다른 기관처럼 나이를 먹는다는 사실을 받아들여야 합니다.

하지만 속도는 조절할 수 있습니다. 그렇다면 허리 노화를 늦추는 방법에는 어떤 게 있을까요? 무엇보다 통증을 두려워하면 안 됩니다. 통증은 회피가 아닌 관리의 대상이어야 합니다. 혹시 아프지 않을까, 다치지는 않을까 걱정하여 근육에 과도한 긴장을 주지 말고 전체적으로 신체를 이완하면서 코어 인지를 회복하고 활동량을 줄이지 말고 꾸준히 유지하는 것이 허리 노화를 늦추는 비결입니다.

디스크는
나이가 들어서 생긴다?

많은 환자분이 디스크는 '나이 들어서 생기는 병'이라고 말합니다. 노화 질환으로 생각하는 거죠. 하지만 실제 진료 현장에서 보면, 절반은 맞고 절반은 틀린 말입니다. 우리가 흔히 '허리 디스크'라고 부르는 '추간판 탈출증'은 어느 날 갑자기 사고처럼 닥치는 병이 아닙니다. 대부분은 이미 추간판 내부의 변화, 즉 디스크 퇴행이 오랫동안 진행되고 있었던 거죠. 더 걱정스러운 점은 이 퇴행이 꼭 60대나 70대에서만 일어나는 현상이 아니라는 사실입니다. 20대나 30대에도 얼마든지 디스크 퇴행이 시작될 수 있고, 경우에 따라서는 훨씬 빠르게 시작될 수도 있어요. 그래서 디스크는 단순히 "터졌냐, 안 터졌냐?"의 문제가 아니라 "얼마나 빨리 늙었느냐?"의 문제라고 말할 수 있습니다.

추간판의 구조와 퇴행

추간판(intervertebral disc)이 무엇일까요? 말 그대로 '척추(椎)' 사이(間)'에 들어있는 '판(板)'이란 뜻입니다. 추간판은 척추를 지탱하면서 동시에 유연하게 움직일 수 있도록 도와주는 섬유연골 관절입니다. 가운데는 말랑말랑한 수핵과 수핵을 둘러싼 섬유륜으로 되어 있죠. 젊고 건강한 추간판은 섬유륜 안에 수핵이 충분히 차 있어 척추에 가해지는 하중을 골고루 분산해 줍니다. 일종의 수압 쿠션이라고 생각하시면 좋습니다. 추간판은 굴곡과 신전 및 회전 운동 등 원활한 상체 움직임에 절대적인 역할을 담당합니다. 정상적인 추간판과 탈출증이 발생했을 때의 차이는 아래 그림과 같습니다.

추간판의 구조

수핵
섬유테

정상　　　　　추간판 탈출증

그런데 나이가 들거나 지속된 하중이 쌓이면 섬유륜 속 수핵의 수분 함량이 현격히 줄어들게 됩니다. 태어난 지 얼마 안 된 아기들의 수핵은 약 90퍼센트가 물이지만, 30~40대를 지나 50세 무렵이면 수분 함량이 70~75퍼센트 수준까지 떨어진다는 연구 결과가 있습니다. 수분이 빠져나간 수핵은 말라붙은 고무처럼 변하고 탄성도 덩달아 떨어집니다. 밀폐용기에 담지 않은 채 전자렌지에 촉촉한 빵이나 피자를 돌리면 수분이 다 빠져나가서 딱딱하게 굳은 상태가 되죠. 디스크가 바로 그런 형태가 되는 겁니다. 그 순간부터 추간판은 충격을 흡수하는 완충재 역할을 제대로 수행하지 못하게 됩니다. 이 과정이 바로 **퇴행**입니다.

퇴행은 단순 탈수 현상에 그치지 않습니다. 수핵 내부에는 '프로테오글리칸(Proteoglycan)'이라는 성분이 풍부하게 존재하는데, 이 물질은 물을 끌어당겨 머무르게 하는 스펀지 같은 역할을 합니다. 그런데 퇴행이 진행되면 이 프로테오글리칸의 양이 줄고 분해가 늘어나 수핵이 더 이상 물을 붙잡아 두지 못하게 됩니다. 무분별한 벌목으로 산에 나무가 사라지면, 비가 와도 물을 머금지 못하면서 홍수가 나는 것과 같은 이치입니다. 동시에 원래 많던 부드러운 II형 콜라겐은 줄고 상대적으로 딱딱한 I형 콜라겐이 늘어납니다. 쉽게 말해, 쫄깃한 떡이 시간이 지나면서 딱딱한 누룽지처럼 바뀌는 것과 비슷합니다. 즉 젊고 유연한 디스크가 나이 들고 딱딱한 디스크로 변해 가는 겁니다. 이런 디스크를 엑스레이로 보면 시커멓게 드러납니다.

문제는 이렇게 탄성과 수분을 잃은 디스크가 더 이상 충격을 균등하게 받아내지 못한다는 점이죠. 원래라면 수핵이 바람 빠진 공처럼 눌리면서도 다시 원형을 회복해야 하는데, 이미 퇴행이 진행된 디스크는 눌리면 그 압력이 한쪽으로 쏠린 채 복원되지 않습니다. 그 압력은 섬유륜에 집중되고, 그 결과 견디다 못한 섬유륜이 '팍' 터지고 말죠. 우리가 흔히 "디스크가 터졌어요." "수핵이 흘러나왔어요."라고 말하는 추간판 탈출증은 사실 이 일련의 퇴행 과정의 결과일 뿐입니다. 즉 파열 자체가 출발점이 아니라 이미 늙고 약해진 디스크의 결론일 뿐이죠.

그래서 실제로는 수핵이 크게 튀어나오지 않았어도 허리 통증이 극심한 경우가 많습니다. 왜냐하면 퇴행된 디스크 내부에서는 단순 기계적 문제만 생기는 게 아니라 생화학적 변화도 함께 일어나기 때문이죠. 퇴행 디스크 안에서는 IL-1이나 IL-6과 같은 염증성 물질(우리 몸이 손상 부위에 '여기가 아프다!'라고 알리는 화학 신호)이 늘어나고, 정상적으로는 들어오지 못하던 신경과 혈관이 디스크 내부까지 파고듭니다. 디스크는 원래 신경과 혈관이 없는 조직이기에 아프지 않은, 아니 아파서는 안 되는 구조물입니다. 그런데 퇴행이 심해지면, 디스크 안쪽까지 신경섬유가 침투하고, 그 신경이 염증 물질을 만듭니다. 아파선 안 되는 디스크가 아프기 시작하는 겁니다. 이것이 추간판성 요통입니다.

디스크가 오면 진짜 끝장일까?

환자들은 어떤 질병에든 공포를 느끼기 마련입니다. 그런데 유독 디스크에 대한 공포는 더 심한 것 같습니다. 그래서 "일단 허리에 디스크가 오면 그날로 끝장이다."라는 말을 심심찮게 하십니다. 과연 그럴까요? 절대 그렇지 않습니다. 디스크는 얼마든지 회복될 수 있습니다. 디스크 탈출은 오직 수술만으로 가능하다는 과장된 등식을 재고해야 합니다. 의사인 제가 괜찮다고 하는데 오히려 환자가 수술을 조르는 웃지 못할 일이 종종 벌어지는 이유는 모두 우리가 디스크에 대해 너무 과도한 공포를 갖고 있기 때문입니다. 실제로 임상에서는 디스크가 조금 튀어나왔다고 해서 모두 절개하거나 제거하지 않습니다.

수술 여부는 디스크 상태, 환자의 상태, 통증 여부에 따라 완전히 둘로 나뉩니다. 어떤 환자는 꽤 큰 탈출이 있어도 통증을 못 느끼고, 반대로 어떤 환자는 탈출이 미미한데도 심한 통증을 느끼는 경우가 있습니다. 다시 말해 수술 가능 여부를 판단하려면 단순히 파열의 크기보다 디스크 퇴행이 얼마나 진행됐고 염증은 얼마나 활발한지, 신경이 어느 정도까지 침투했는지 등등 다양한 통증과 예후를 살펴야 합니다. 허리 진료에서 중요한 질문은 "터졌습니까?"가 아니라 "당신의 디스크는 현재 몇 살입니까?"여야 하죠. 이것이 바로 제가 입버릇처럼 말씀드리는 '허리 나이테'라는 개념입니다.

젊어서 디스크 관리가 필요한 이유

디스크는 젊은 나이에도 얼마든지 생길 수 있습니다. 실제 내원하는 환자들의 연령대를 보면, 파열이나 추간판탈출증이 60대이후 환자에게서만 일어나는 문제가 아니라는 겁니다. 특히 최근에는 젊은 환자가 급격히 늘고 있는 추세입니다. 20~30대라도 반복된 중량 부하와 오래 앉아 있는 습관, 흡연과 과도한 음주, 체중 증가, 수면 부족 그리고 허리 주변 근육 약화 등으로 디스크의 퇴행 속도가 비정상적으로 빨라질 수 있습니다. 행정적 나이는 젊어도, 생물학적 디스크 나이는 이미 중년을 훌쩍 넘기기도 합니다. 이 단계에서 생기는 추간판탈출증은 평소 누적된 미세 손상과 초기 퇴행이 일정 임계치를 넘으면서 터진 결과일 뿐이죠. 그래서 젊은 층의 급성 디스크는 단순 사고가 아니라 조기노화라고 보아야 마땅합니다.

중요한 것은 디스크가 찢어졌느냐보다 얼마나 늙었느냐입니다. 수술이 필요한가 아닌가의 기준도 단순히 영상 소견으로 판단하는 게 아닙니다. 통증의 양상과 근력이나 감각 저하, 대소변장애 등의 신경학적 이상 그리고 보존적 치료 반응 등을 모두 고려해야 하죠. 다시 말해, 디스크는 제거가 아닌 관리의 대상이라는 관점에서 문제를 새롭게 봐야 합니다. 이미 진행된 퇴행은 되돌릴 수 없지만, 젊을수록 망가지지 않도록 노화 속도를 늦추고 통증을 줄일 수 있습니다. 이를 위해서는 단순히 허리를 쉬는 것만으로는 충분치 않습니다. 마치 기차 레일처럼 허리 주변 안정화 근육의 지구력 훈련과 반복적 충격을 줄이는 생활 습관과 자세 교정, 혈류와 염증을 관리하는 치료를 병행해야 합니다.

디스크를 젊게 유지하는 것이야말로 허리를 오래 쓰는 핵심 전략입니다. 디스크는 어느 날 갑자기 생겨나는 게 아닙니다. 이미 여러분도 모르게 조용히 늙어가고 있습니다. 한계를 넘어서 통증까지 느끼는 시점엔 이미 늦습니다. 디스크를 바라보는 새로운 관점은 추간판 탈출증을 노년의 질병이라고 정의하지 말고 평생 관리의 대상이라고 정의해야 하는 것입니다. 허리가 아파 내원하신 환자분들은 대뜸 "저 지금 수술할 상태인가요?"라고 물으시는데, 그러면 저는 환자분에게 그런 질문보다 "제 디스크는 몇 살인가요?"라는 질문이 허리를 바라보는 더 알맞은 접근법이라고 말씀드립니다. 디스크의 나이를 늦추는 것, 그것이 곧 허리의 미래를 지키는 일이니까요.

허리가 흔들린다?
삶이 흔들린다!

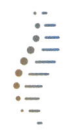

지구가 자전축을 중심으로 돈다면, 인생은 허리를 축으로 돌아
갑니다. 지축이 일직선으로 선 게 아니라 대략 23.5도로 살짝 기
울어진 덕분에 지구상 모든 생명체가 활동할 수 있는 생물학적
근거가 생긴 것처럼 허리도 직선이 아닌 은은한 만곡으로 휘어져
인간이 두 발로 걸으며 생활할 수 있게 되었습니다. 만에 하나 지
축이 곧게 서 있었다면 지금처럼 계절의 변화도 없었을 것이고,
생물 다양성도 크게 제한되었을 게 뻔하죠. 이 기울어짐 덕분에
변화와 순환, 그리고 지속 가능한 생명의 터전이 마련된 것입니
다. 척추의 만곡 역시 수직으로 쏟아지는 중력의 하중을 세 개의
작은 아치로 나누어 효율적으로 분산합니다. 이 곡선이 없었다면
걷고 뛰는 일상적인 충격이 뇌와 관절에 고스란히 전달되어 우리
인간들은 모두 두 발이 아닌 네 발로 기어 다녀야 했을 겁니다.

등골이 휜 것은 미세불안정성의 문제

'등골이 휜다'는 말의 의미를 아시나요? 우리나라에서 등골이 휜다는 말은 주로 경제적인 어려움이나 가족 부양의 책임과 연결되어 사용되어 왔습니다. 예를 들어 자녀 교육비나 부모 병원비, 대출 이자 등으로 가장이 과도한 빚을 지거나 지나친 희생을 감수하는 상황에서 등골이 휜다는 말이 자주 쓰이지요. 하지만 등골이 휜다는 말은 의학적으로 전혀 다른 의미가 있습니다. 결론부터 말씀드리면, 등골은 어느 정도 휘어야 건강합니다.

적당하게 흔들리는 게 도리어 정상적인 구조라는 겁니다. 고층빌딩은 매섭게 불어오는 강풍을 견디기 위해 처음부터 진동하도록 설계된다고 합니다. 와그작 부러지기보다 낭창낭창 흔들리는 게 인생이듯, 척추도 스물네 개의 척추뼈와 디스크가 이뤄내는 유연성이 도리어 허리를 강하게 만듭니다. 그래서 아마도 흔들리지 않고 피는 꽃이 어디 있겠냐고 하는 것이겠지요.

그러나 문제는 그 흔들림이 일정한 범위를 넘어설 때, 그리고 흔들림이 지속적으로 반복될 때 발생합니다. 허리가 아프면 사람들은 대부분 "디스크가 터졌다."라거나 "협착증이 생겼다."라고 말합니다. 그러나 실제로 허리 통증의 상당수는 **미세불안정성**에서 비롯하는 경우가 많습니다. 척추가 육안으로는 정상이지만, 내부에서는 아주 작은 흔들림이 반복되는 상태인 것입니다. 처음에는 큰 통증이 없지만, 시간이 지날수록 이 미세한 불안정이 누적되어 척추의 전체 균형이 무너지고, 결국 만성 통증이나 협착증으로 발전합니다.

척추 퇴행의 시작은 디스크의 탄력과 높이가 서서히 줄어드는 것을 의미합니다. 이는 커컬디-윌리스가 제시한 척추 퇴행모델에서 1단계에 해당합니다. 이 단계가 '기능장애기'입니다. 이 시기의 척추는 구조적으로는 여전히 정렬이 유지되지만, 내부의 디스크와 인대, 후관절이 이미 미세하게 약해져 있습니다. 많은 전문가가 이를 **활성 디스크병증**(active discopathy)이라고 부른 이유도 여기에 있습니다. 겉보기에는 별 이상이 없어 보이지만, 내부에서는 지속적인 마찰과 긴장 그리고 반복된 하중이 척추 분절에 비정상적인 움직임을 일으키는 것입니다. 이런 움직임이 누적되면 척추는 마치 헐거워진 경첩처럼 되어버립니다.

정상적인 척추는 스스로 중심을 되찾는 능력이 있습니다. 그러나 디스크가 퇴행하여 높이를 잃고 수분이 줄면 이 완충 기능이 사라집니다. 그 결과 분절 사이의 중립 지대가 넓어지며, 척추뼈들이 불필요하게 흔들리게 됩니다. 이 흔들림은 비정상적인 흔들림입니다. 이때 후방 인대는 느슨해지고, 황색인대는 주름져 척추관 안쪽으로 말려들어갑니다. 황색인대의 이런 **주름**(buckling) 현상은 불안정성의 결과입니다. 앞서 언급했던 척추 퇴행 모델에서는 2단계 '불안정성 단계'에 해당합니다. 작은 동작에도 인대가 척추관을 압박하면서 신경을 자극하고, 허리 깊숙한 통증이나 뻐근함이 발생하죠.

미세불안정성이 가져오는 문제

미세불안정성이 장기화되면 척추는 스스로 안정화를 시도합니다. 척추 퇴행 모델에서는 3단계 '재안정화 단계'에 해당합니다. 뼈가 자라면서 관절이 굳고, 인대가 두꺼워지며, 후관절이 비후(肥厚)되어 결국 퇴행성 협착증으로 이어집니다. 이때는 허리가 오히려 덜 움직이지만, 척추관이 좁아지면서 신경을 압박하기 때문에 다리 저림과 보행 장애가 나타나게 됩니다. 즉 허리가 '너무 많이 흔들려서' 아픈 시기를 지나면 결국 '움직이지 못해서' 아픈 시기로 옮겨가는 것입니다. 이것이 퇴행성 척추의 순환적 병리입니다. 저는 이런 케이스를 너무 많이 봐왔습니다. 안타깝지만 코어 인지를 통해 허리를 관리하지 않으면 누구나 이런 병리적 상태를 겪게 됩니다.

코어 인지란 미세불안정성을 극복하기 위한 수단으로, 복횡근과 함께 움직이는 다열근이 지속적으로 몸에 최적화된 수축을 유지하는 능력을 뜻합니다. 미세불안정성을 코어 인지로 보완해야 허리 노화의 진행을 막을 수 있습니다. 그러지 못하면 우리 몸의 수동 시스템인 척추 인대가 두꺼워지고, 척추의 재안정화를 하게 되면서 협착이 발생하는 것입니다.

척추는 원래 전후좌우 흔들리게 되어 있습니다. 그런데 범위를 넘어선 흔들림과 무한 반복되는 흔들림에는 장사가 따로 없는 거죠. 결국 버티지 못하고 비명을 지르게 되고, 그 비명이 바로 허리 통증인 셈입니다.

진정한 문제는 척추의 미세불안정성입니다. 허리가 아프다고 병원에 갔는데 엑스레이나 MRI를 아무리 찍어도 척추에 아무런 이상 소견이 없습니다. 척추뼈는 제자리에 있고, 디스크도 찢어지지 않았습니다. 협착도 심하지 않고요. 귀신이 곡할 노릇인데, 이쯤 되면 환자는 병원이 실력이 없나 보다 하며 이 병원 저 병원을 전전하죠. 그래도 없는 문제가 떡 하니 생길 리는 없습니다. 하지만 환자는 여전히 "허리가 흔들리는 느낌이에요." "서 있다 보면 점점 무거워지는 느낌입니다." "자세를 바꿀 때마다 삐끗하며 통증이 번져요."라는 호소를 합니다. 이는 척추 분절이 미세하게 흔들리며 신경과 근육을 자극하고 있기 때문입니다.

디스크의 퇴행이 미세불안정성을 불러옵니다. 수핵이 수분을 잃으면 내부 압력이 떨어지고, 충격을 고르게 분산하던 능력이 사라집니다. 이때 후관절의 부담이 커지고, 관절낭의 지지력이 약해지면서 척추 분절 간의 균형이 무너집니다. 처음에는 통증이 일시적이지만, 시간이 지나면 인체는 이를 보상하기 위해 골극(骨極)을 만들어 불안정한 부위를 단단하게 붙잡으려 합니다. 그러나 이런 뼈의 과잉 성장 역시 협착증의 시작점이 됩니다. 즉 미세불안정성은 척추 퇴행의 '원인'이자 동시에 '결과'로 작용하며 병리적 고리를 형성하는 거죠.

따라서 '허리가 흔들린다'라는 느낌은 단순한 피로감이 아니라 척추가 미세하게 불안정하다는 신호일지 모릅니다. 초기에는 근육과 신경의 협응 훈련과 복부 심부근 강화, 골반과 몸통의 동기화 운동 등을 통해 충분히 회복할 수 있습니다. 그러나 이를 무심하게 방치하면 척추 미세불안정성은 퇴행성 변화의 촉매제가 되어 협착증이나 전방전위증 또는 만성 요통으로 발전할 수 있습니다. 그만큼 미세불안정성은 무섭습니다. 결국 척추의 안정성은 힘의 크기보다 타이밍의 문제입니다. 허리의 흔들림을 잡는 가장 좋은 방법은 근육과 신경의 조화로운 리듬을 되찾는 것입니다.

가끔
허리가 불편하다?

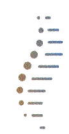

누구나 한 번쯤은 "요즘 허리가 영 불편하네."라는 말을 하곤 합니다. 진짜 허리가 아파서일 수도 있지만, 단순 근육통이나 과로로 인한 피곤함일 수도 있습니다. 어제 화분을 옮기다가, 아니면 오늘 아침 사무실 정수기 물통을 교체하다가 삐끗했을 수 있죠. 대부분은 무리했거나 오래 앉아 있었던 탓으로 돌리고 대수롭지 않게 넘깁니다. 실제로 통증이 심하지 않고 다리 저림이나 방사통도 없어서 병원을 찾을 정도는 아니라고 느끼는 거죠. 그러나 바로 이 '가끔 불편한 단계'가 앞으로 허리 건강의 향방을 결정짓는 가장 중요한 시기일지도 모릅니다. 허리가 보내는 미세한 신호를 알아차리고 적절히 관리한다면 앞으로 찾아올 퇴행성 협착증을 크게 늦추거나 예방할 수 있기 때문이죠.

통증에 '가끔'은 없다!

여러분들이 인정하고 싶지 않겠지만, 통증은 이미 오래전에 만들어졌을 가능성이 농후합니다. 여러분이 미처 그 심각성을 깨닫기도 전에 통증의 씨앗이 이미 뿌려진 거죠. 다만 통증이 발현되는 시점에서 우리는 모든 통증의 귀인을 찾으려고 합니다. 그러니 억측이 나오고 각종 카더라통신과 민간요법이 동원되는 겁니다. 저는 통증에도 소위 **유전형**(genotype)과 **표현형**(phenotype)이 있다고 생각합니다. 환자에 따라서 통증 유형과 발현 시기가 제각기 다를 수 있지만, 질환의 씨앗은 여전히 척추에 남아 있기 때문이죠. 그런 의미에서 통증에 '가끔'이란 없습니다. 만약 정말 가끔 아픈 거라면 얼마 안 가서 거짓말처럼 통증이 사라질 겁니다.

문제는 사라지지 않는 통증입니다. 작년에 왔다가 죽지도 않고 돌아온 각설이처럼 잊을만하면 어느 날 찌릿한 통증이 허리에 어김없이 찾아옵니다. 왜일까요? 유전형이 적당한 환경을 만나 표현형이라는 질환으로 표출되었기 때문입니다. 아플 때는 허리는 이미 내부적으로 변화를 겪고 있는 거죠. MRI를 찍어보면 디스크의 수분이 조금 빠져 있고, 높이가 미세하게 낮아져 있는 경우가 많습니다. 겉으로는 단순한 '근육통'처럼 느껴지지만, 실제로는 척추가 앞서 말한 미세불안정성 단계에 들어선 것입니다. 척추의 디스크가 수분을 잃으면 충격 흡수력이 떨어지고, 인대가 느슨해지며, 작은 움직임에도 척추 분절이 흔들립니다. 이런 미세한 흔들림이 반복되면 척추는 서서히 정렬을 잃고, 후관절과 인대가 과도한 긴장을 받기 시작하죠.

이 시기에는 통증보다 피로감이 먼저 오는 경우도 많습니다. 오래 서 있으면 허리가 묵직하고 앉았다 일어날 때 찌릿한 당김이 느껴지기도 하고, 잠에서 깰 때는 허리가 뻣뻣합니다. 또 특정 자세에서만 허리가 불편하다가 움직이면 괜찮아지는 특징이 있습니다. 이는 척추의 움직임을 제어하는 심부 근육이 제 역할을 다하지 못하고 있다는 신호입니다.

디스크나 협착증은 하루아침에 생기지 않습니다. 디스크가 말라가고, 척추가 미세하게 흔들리며, 이를 보상하려고 뼈가 자라나는 변화가 오랜 세월 쌓여 나타난 결과입니다. 하지만 그 변화의 시작점이 바로 지금일 수 있습니다. 다리에 방사통이 생기기 전, 허리가 '가끔 불편한' 단계에서 심부 코어에 대한 인지, 즉 몸의 균형감각을 회복하는 훈련을 하면, 그 이후의 퇴행 속도를 현저히 늦출 수 있습니다. 치료보다 예방의 창문이 아직 열려 있는 시기입니다.

허리 저축이 답입니다

그렇다면 어떻게 해야 할까요? 허리 저축을 해두는 겁니다. 불상사를 대비하여 적금도 들고 보험도 들 듯이 허리 질환도 미리미리 대비하는 거죠. 그 첫 번째 방법은 통증이 없을 때 코어의 조절 능력을 미리 비축해 두는 겁니다. 위기 상황이 닥치면 그간 숨겨놨던 코어의 능력을 적절히 쓸 수 있도록 평소 코어 근육을 갈고 닦는 거죠. 많은 환자분이 허리 운동이라 하면 윗몸일으키기만 떠올리지만, 그 운동은 도리어 디스크에 부담을 줄 수도 있습니다. 그 대신 복식호흡과 플랭크, 브리지, 버드-독 운동처럼 몸통의 심부 근육을 안정적으로 활성화하는 운동이 좋습니다.

둘째, 걷기와 가벼운 달리기는 척추 주변 혈류를 개선하여 허리 저축을 수행하는 훌륭한 방법입니다. 디스크에는 혈관이 거의 없어서 규칙적인 신체 활동은 디스크에 산소와 수분을 공급하는 생리적 펌프 역할을 합니다. 특히 달리기는 단순한 체력 운동을 넘어 척추의 코어 근육과 하체 근육의 협응을 동시에 강화하는 데 탁월한 선택이죠. 달릴 때는 몸통이 자연스럽게 회전하면서 복횡근과 다열근이 리듬감 있게 수축과 이완을 반복합니다. 노년이 되기 전에 이러한 코어 중심 운동을 꾸준히 해두면, 척추가 받는 하중을 분산하는 능력이 좋아지고 슬로우 에이징을 통해 협착증의 진행을 늦출 수 있습니다. 다시 말해, 젊을 때 미리 저축을 해두는 셈입니다.

셋째, 첫 번째와 두 번째 운동을 할 때 최대한 복압을 끌어올리지 않고 안정적으로 호흡하며 자연스러운 리듬을 유지해야 합니다. 호흡을 제대로 조절하지 못하고 몸이 과도하게 긴장한다면 이는 속근육(심부 코어)보다 겉근육이 더 긴장해 있다는 뜻이기 때문에 허리 보호 효과가 현저하게 떨어지게 됩니다.

저축은 언제 할까요? 여윳돈이 있을 때 하는 겁니다. 인생에서 어려움의 순간은 반드시 여러 번 찾아오게 되어 있지요. 미리 대비하고 준비해 두지 않으면 세월을 온몸으로 맞을 수밖에 없을 것입니다. 그래서 이 시기에는 일상 속 작은 습관 하나도 중요합니다. 장시간 앉아 있는 자세는 디스크 압력을 높여 퇴행을 촉진하므로 30분 이상 같은 자세로 앉아 있지 말고 주기적으로 일어나 스트레칭을 해주어야 합니다. 또 갑작스러운 허리 비틀기나 무거운 물건 들기도 피해야 합니다. 체중이 늘면, 척추가 감당해야 할 하중이 두세 배 증가하기 때문에 적정 체중을 유지하는 것도 중요합니다. 지금 가끔 허리가 불편한 이유는 척추가 아직 움직일 수 있는 여지를 가지고 있기 때문입니다. 허리 자산이 남아 있을 때 허리 저축을 꾸준히 하시기 바랍니다.

허리에도
관절염이 생긴다?

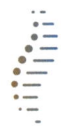

우리는 흔히 관절염이라고 하면 무릎이나 손가락 관절만 떠올립니다. 우리 몸에 관절이라고 무릎과 손가락에만 있을 리 만무한데, 왜 우리는 자동 반사처럼 관절염을 무릎과 손가락에 연결할까요? 놀랍게도 허리에도 관절염이 생깁니다. 사실 허리에 더 관절염이 빈번하게 발생하죠. 허리뼈와 허리뼈가 만나는 후관절(척추 후방 관절)이 반복된 사용과 노화로 닳게 되면서 척추에도 관절염이 생길 수 있답니다. 이 과정을 **척추관절염** 다른 말로 **퇴행성 척추병증**이라고 부릅니다.

척추관절염의 원인과 증상

문제는 허리 관절염은 단순히 뻐근하고 아픈 데서 끝나지 않는 다는 점입니다. 허리는 구조적으로 신경이 아주 가까이, 그것도 바로 옆을 지나갑니다. 그래서 관절이 부어 두꺼워지고 뼈가 자라나면(종종 '골극'이 생기죠.) 그 변화가 곧바로 신경이 지나가는 공간을 좁히거나 누르며 신경을 압박합니다. 이것이 우리가 흔히 아는 '척추관협착증'으로 이어지는 과정입니다. 이러한 협착은 하루아침에 갑자기 생기는 게 아니라 오랜 시간을 두고 서서히 점진적으로 진행됩니다. 처음에는 디스크가 마르고 탄력이 떨어지면서 디스크 두께가 얇아집니다. 디스크 높이가 낮아지면, 결국 키도 줄어들게 됩니다.

이런 변화는 도미노처럼 연거푸 척추 구조에 영향을 미칩니다. 척추뼈 사이 간격이 줄어들면 척추를 지지하던 인대들도 느슨해지고 주름지며 점차 두꺼워집니다. 동시에 관절과 관절 사이에 유격이 생기며 삐걱삐걱 흔들리는 구간이 늘어나고, 몸은 그 흔들림을 막고 신체의 균형을 맞추려고 후관절 주변에 뼈를 더 자라나게 합니다. 이것이 바로 뼈 가시, 즉 '골극'입니다. 몸 입장에서는 "헐거워진 나사를 더 굵게 만들어서라도 벌어진 틈을 좁히고 고정하자."라는 보상 반응인 셈이죠. 그런데 그 굵어진 나사가 문제를 일으키는 겁니다. 커진 관절과 두꺼워진 인대, 튀어나온 뼈가 결국 신경이 지나가는 길을 막아버리니까요. 이게 척추

관절염이 협착증으로 나아가는 과정입니다.

그래서 척추관절염과 협착증은 사실 같은 이야기의 다른 장면입니다. '관절이 닳는다. → 관절과 인대가 두꺼워지면서 뼈가 자란다. → 척추관이 좁아진다. → 신경이 눌린다.' 이 흐름은 논리적이고, 동시에 매우 잔인합니다. 일단 통로가 좁아지면 스스로는 다시 넓힐 수 없기 때문입니다. 엿가락이라면 일방적으로 늘릴 수 있겠지만, 척추는 뼈라서 좁아지면 다시 넓힐 방법이 없습니다. 무릎 연골이 한번 닳으면 원래대로 회복되기 어려운 것처럼 척추관도 일단 좁아지면 다시 예전처럼 넓은 상태로 돌아가기란 사실상 불가능합니다. 그래서 협착이 무서운 것입니다.

협착증 환자가 허리를 숙이는 이유

신경 압박이 발생한 상태	신경 압박이 해소된 상태

허리를 숙이면 안 아픈데, 펴면 아픈 이유

척추관절염은 통증에서만 끝나지 않고 많은 경우 '신경 문제'로 넘어갑니다. 단순히 허리만 뻐근한 게 아니라 엉덩이에서 다리로 타고 내려가는 방사통이나 발저림까지 이어지는 것입니다. 다리에 힘이 갑자기 풀리는 경우도 있고요. 왜 그럴까요? 신경은 압박에 약합니다. 좁아진 척추관 안에서 신경근이 눌리면, 단순히 눌리는 기계적 자극뿐 아니라 그 주변 혈류까지 막힙니다. 쉽게 말해, 신경이 숨 쉴 공간을 잃는 것이죠. 걸을수록 다리가 저리고 힘이 빠지다가 잠깐 앞으로 구부정하게 쉬면 살짝 좋아지는 신경성 파행(간헐적 파행)도 이런 이유로 생깁니다. 허리를 펴고 서 있을 때 척추관이 더 좁아지며 신경 혈류가 떨어지고, 몸을 굽히면 그나마 길이 조금 넓어져 압박이 풀리기 때문입니다.

척추관절염의 치료와 관리

허리에도 관절염이 생긴다는 사실은 허리가 단순히 뼈와 근육통의 영역이 아니라 '관절 + 인대 + 신경'이 함께 늙는 복합 구조라는 뜻입니다. 허리는 구조상 아주 좁은 틈에 디스크와 후관절과 인대 그리고 신경이 빽빽하고 촘촘하게 붙어 있습니다. 케이블이 깔린 건물의 지하의 모습을 상상해 보세요. 어느 한 군데 파열되거나 끊어지면 찾아내기가 여간 어려운 게 아닐 겁니다. 허리도 마찬가지입니다. 무릎은 관절이 망가져도 신경이 눌리지 않습니다. 신경이 멀리 있기 때문이죠. 하지만 허리는 다르지요. 후관절이 부으면 바로 신경을 내리누릅니다. 인대가 두꺼워지면 바로 신경을 위로 밀어 올리게 됩니다. 디스크가 납작해지면 바로 신경을 앞으로 밀어내죠. 이는 신경이 매우 가깝게 있기 때문입니다. 척추관절염이 무서운 이유입니다. 척추관절염에서 협착증은 가장 결정적이고도 흔한 합병증으로 여겨집니다.

여기서 많은 사람이 협착이 온 뒤에 운동을 하면 되는 것인지 질문합니다. 불편해지면 물리치료나 주사 치료를 받고, 더 심해지면 수술을 생각합니다. 물론 이런 치료가 꼭 필요할 때도 있습니다. 하지만 협착이 심하다면 주사 치료나 약물치료는 언 발에 오줌 누기에 불과합니다. 약물, 주사, 시술은 치료제이긴 하지만 기전상 신경 압박을 해결해 주는 게 아니라 통증을 못 느끼게 해주는 치료에 가깝기 때문이죠.

협착이 심하면 치료 후 통증이 완화되는 기간은 상대적으로 짧고, 이 기간 척추와 전신 노화가 더 진행하는 경우가 대부분이라는 건 부인할 수 없는 사실입니다. 심한 신경 압박은 감압술 같은 수술이 도움이 될 수 있고, 꼭 뼈를 고정하지 않고도 신경 공간만 열어주는 감압 중심 수술법도 발전하고 있습니다. 하지만 이것은 어디까지나 이미 좁아진 뒤의 이야기입니다. 좁아지기 전에 막는 게 훨씬 쉽고 덜 아프고 돈도 덜 들일 수 있는 길입니다.

진짜 핵심은 통증이 생긴 다음에 반응하는 '치료 중심의 사고'에서 노화를 늦추는 '관리 중심의 사고'로 전환하는 것입니다.

허리의 퇴행은 단순히 나이만의 문제가 아닙니다. 움직이지 않는 생활, 코어 근육의 약화, 장시간 앉은 자세, 복부 비만, 허리를 꺾는 습관이 모두 퇴행 속도를 앞당깁니다. 다시 말해 허리의 노화 시계는 우리가 평소 어떻게 쓰느냐에 따라 빨라질 수도, 느려질 수도 있다는 거죠. 이 책에서 강조하는 방향은 바로 이 지점입니다. 허리를 진통제 한 알로 버티는 부위로 보지 말고, 늙지 않게 관리해야 하는 관절 조직으로 다시 봐야 한다는 것입니다. 답은 슬로우 에이징의 생활화입니다. 허리를 젊게 유지하는 쪽으로 생활 습관을 다시 설계하는 것이죠. 이를 위해 크게 세 가지가 중요합니다. 이 부분은 중요하기 때문에 뒤에서 자세히 설명해 드리겠습니다.

나이 들어 생긴 디스크는 협착이다

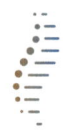

'아수라 백작'을 아시나요? 왼쪽 얼굴은 여자, 오른쪽 얼굴은 남자인 괴물인데요. 〈마징가 Z〉에 등장하는 악당입니다. 허리 통증을 일으키는 대표적인 두 가지 질환을 꼽는다면, 디스크(추간판 탈출증)와 협착증이 있을 겁니다. 많은 사람이 디스크와 협착을 별개의 질환이라고 착각합니다. 하지만 사실 둘은 서로 맞닿아 있으면서 서로를 견인하는 기전을 띱니다. 허리 질환의 아수라 백작과 같다고 할까요? 현대 많은 척추 전문가가 이 두 병변이 근본적으로 하나의 퇴행성 과정에서 나타나는 시간적, 해부학적 결과의 차이일 뿐 완전히 다른 질병으로 볼 수 없다는 관점에 동의합니다. 이들은 척추 기능 부전의 단계별 진행 과정에서 필연적으로 발생하는 '퇴행의 두 얼굴'이라고 할 수 있죠.

청년의 디스크와 노인의 디스크는 다르다

디스크와 협착증을 서로 다른 질환으로 생각하시는 분들이 주변에 의외로 많습니다. 디스크와 협착증은 동전의 양면과 같습니다. 다만 그 발생 시기와 양상이 다를 뿐이죠. 젊은 사람의 디스크와 나이 든 사람의 디스크는 겉보기엔 비슷해 보이지만, 사실 완전히 다른 질환이라고 봐야 합니다. 젊은 층에서 흔히 말하는 디스크는 비교적 건강하던 추간판이 한 번의 무리한 동작이나 갑작스러운 부하, 반복된 과부하로 찢어지면서 수핵이 밖으로 튀어나와 신경을 직접 자극하는 양상을 띱니다. 관절이나 인대 같은 기본 구조물 자체는 아직 넓고 유연해서 젊은 디스크는 급성 방사통으로 나타나고요. 탈출된 수핵만 정리하거나 염증을 가라앉혀도 증상이 많이 호전되는 경우가 적지 않죠.

반면에 단어는 같아도 고령층 디스크의 성격은 전혀 다릅니다. 이미 척추관이 좁아진 상태 즉 협착이 어느 정도 진행된 상태에서 추가로 디스크가 밀려 나오는 상황이기에 후관절은 비대해지고, 황색인대는 두꺼워져 신경이 지나가는 통로를 안쪽에서부터 조여 놓습니다. 이로 인해 척추관 중앙부나 신경근이 빠져나가는 외측 함요부 혹은 추간공 자체가 이미 여유가 없는 상태가 되어버리죠. 이런 상태에서 디스크가 조금만 더 튀어나와도 그건 단순한 탈출이 아니라 더 좁아진 곳을 마지막으로 밀어붙이는 쐐기가 됩니다. 그래서 고령층에서 생기는 디스크는 사실상 디스크와 협착증이 결합된 형태, 즉 함요부 협착(신경이 척추관에서 빠져 나가는 쪽이 좁아진 것)이나 추간공 협착(신경이 척추 밖으로 나가는 출구 구멍 자체가 좁아진 것)의 형태로 나타나는 경우가 많습니다. 이름이 좀 어렵죠? 쉽게 설명해 보겠습니다.

저는 협착증을 '젊은 협착증'과 '늙은 협착증'으로 구분합니다. 중요한 차이점은 디스크가 구조적으로 협착증에 미치는 영향입니다. 젊은 사람에겐 탈출한 수핵이 신경을 한 군데로 날카롭게 찌르는 느낌이라면, 고령자는 좁아진 통로 전체가 붕어빵 틀처럼 신경을 눌러 놓은 데다가 마지막으로 부풀어 오른 디스크 조각이 그 틀 안을 더 메우는 느낌입니다. 압박 양상이 다르기 때문에 증상도 다릅니다. 고령층 환자는 단순히 엉덩이-다리로 번쩍 내려가는 일회성 좌골신경통만이 아니라 걷다 보면 다리가 저리고 힘이 빠지며 오래 못 걷는 신경성 파행, 허리를 펴면 다리가 더 저리고 숙이면 조금 풀리는 패턴을 함께 호소하는 경우가 많습니다. 이건 전형적인 협착 패턴입니다. 즉 통증 자체가 급성 디스크성 통증과 협착성 신경허혈성 통증이 섞여 있는 겁니다.

치료의 전략도 당연히 달라집니다. 젊은 디스크 치료의 목표가 탈출된 수핵이 누르는 급성 신경 자극을 가라앉히고 염증을 줄이는 것이라면, 고령층 디스크 치료의 목표는 이미 좁아진 신경 통로를 실제로 넓혀 신경이 숨 쉴 공간을 만들어 주는 것에 더 가깝습니다. 단순히 디스크가 나왔으니 그걸 깎아내는 것만으로는 충분하지 않기 때문입니다. 노화와 퇴행의 관점에서 척추를 전반적으로 이해하는 게 우선이죠. 왜냐하면 문제가 된 디스크 하나만의 문제가 아니라 그 주변의 비후된 황색인대, 두꺼워진 후관절, 낮아진 디스크 간격까지 모두 신경을 누르고 있기 때문입니다. 즉 고령층의 디스크는 국소 파열이 아니라 누적된 협착의 극단화로 이해해야 하고, 따라서 국소적 봉합 개념만으로는 부족할 수 있습니다.

협착증의 세 가지 양상

협착증은 크게 세 가지 양상으로 나타납니다. 중심성 척추관 협착증과 외측 함요부 협착증, 추간공 협착증이 그것들이죠. 고속도로 톨게이트에 비유하면 이해가 쉽습니다. 중심성 협착증은 톨게이트 한가운데 차선이 좁아져 모든 차가 한꺼번에 막히는 상황이고, 외측 함요부 협착증은 톨게이트 바로 옆 갓길까지 막혀 빠져나갈 틈이 없는 상태입니다. 추간공 협착증은 톨게이트를 빠져나온 직후 출구 터널 자체가 좁아진 경우입니다. 어디가 좁아지느냐에 따라 증상과 치료 방향이 달라집니다.

먼저 **중심성 척추관 협착증**(central spinal stenosis)은 말 그대로 척추관이 좁아지면서 척추의 중앙을 가로지르는 신경 다발에 압박이 가해지는 협착증입니다. 비유하자면, 수돗물이 언제부턴가 쫄쫄쫄 나와서 수리기사를 불렀더니 오래된 수도관이 녹슬어

막혀있다는 걸 알게 된 겁니다. 이처럼 척추가 퇴행하면서 불안정해진 척추 마디를 고정하려다가 황색인대가 비후하고 후관절이 비대해진 결과가 중심성 척추관 협착증입니다.

문제는 두껍고 딱딱해진 인대가 신경 다발이 지나가는 중앙 공간으로 침범하면서 생긴 거죠. 여기에 비대해진 후관절도 중앙으로 돌출되어 문제를 키웁니다. 그러면 왜 이것들이 중앙으로 삐져나오는 걸까요? 이유는 간단합니다. 그 공간이 비어 있기 때문이죠. 나갈 수 있는 공간이 그곳 외에 없으니까 그쪽으로 돌출하는 겁니다. 어쨌든 이 두 요인이 결합하여 척추관 중앙의 마미총 신경 다발 전체를 광범위하게 압박하게 되고, 신경 다발 전체가 눌리기 때문에 걷거나 서 있을 때 통증이 심해지기보다는 불편해지고 힘이 들어서 쪼그리고 앉아 쉬어야 하는 신경성 파행이 주된 증상으로 나타납니다.

중심성 협착 증상의 특징은 큰 통증은 없으면서도 기능적 증상이 나타난다는 점입니다. 중심성 협착의 대표적인 증상은 허리가 숙여지는 것입니다. 이 증상이 만성이 되면 걸을 때 몸이 흔들리거나 보폭과 보행 거리가 줄어들거나, 허리를 자주 삐고 허벅지만 가늘어지는 양상으로 나타나게 됩니다. 이런 증상들은 단순히 삶의 질을 떨어뜨리기만 하는 것이 아니라 사망률도 높입니다. 흔히 고령 환자에게 낙상을 유발하고 활동량 저하를 통한 심혈관계 문제를 악화하여 결국 사망에 이르게 하기 때문이죠. 통증은 크지 않지만 치명적인 증상이라 할 수 있습니다.

둘째, **외측 함요부 협착증**(lateral recess stenosis)이 있습니다. 이건 말 그대로 외측 함요부로 신경 줄기가 빠져 나가는 구멍이 좁아지면서 그 부위 신경(신경 가지)이 눌리는 것입니다. 척추관의 중앙과 추간공 사이에 외측 함요부라는 통로가 있는데요. 아래 척추뼈의 상관절 돌기가 비대해지면서 함요부 바닥에서 위로 밀고 올라와 신경을 압박하는 것입니다. 아니면 디스크가 외측으로 돌출될 경우, 이 공간이 좁아질 수도 있습니다. 신경 뿌리가 척추관을 벗어나기 직전에 압박을 받기 때문에 앞서 언급했던 중심성 협착증보다는 특정 신경근의 증상이 더 뚜렷하게 나타나는 경우가 많습니다.

셋째, **추간공 협착증**(foraminal stenosis)은 추간공이 좁아지는 겁니다. 추간공은 신경 뿌리가 척추 밖으로 나가는 최종 출구입니다. 추간공은 말하자면 고속도로 톨게이트의 출구입니다. 신경 다발(척수)이라는 고속도로에서 빠져나와 팔이나 다리라는 일반 도로로 진입하려면 톨게이트를 거쳐야 하겠지요. 이 출구를 통해 신경이 부드럽게 빠져나가야 팔과 다리가 원활하게 움직일 수 있습니다. 그런데 이 부분이 노화와 퇴행으로 디스크 높이가 감소하면서 신경(신경 가지)을 누르는 겁니다. 척추뼈 사이 간격이 줄면 추간공이 수직으로 찌그러지는데, 후관절이 커지거나 골극이 추간공 내부로 튀어나와 신경 뿌리를 직접 압박합니다. 팔 또는 다리처럼 압박된 신경이 지배하는 영역으로 통증과 저림이 매우 심하게 뻗어나가는 방사통이 명확하게 나타나죠.

중심성 척추관 협착증	외측 함요부 협착증	추간공 협착증

유형: 척추관 중앙(신경 다 　　발이 지나는 통로) **원인**: 황색인대 비후 　　추간판 돌출 　　후관절 비대	**유형**: 척추관 측면 아래(신경 　　근이 시작되는 부위) **원인**: 후관절 비대/염증 　　후관절 낭종 　　추간판 돌출	**유형**: 추간공(척추뼈 사이 신 　　경근이 지나는 부위) **원인**: 추간판 높이 감소 　　후관절 비대 　　추간판 돌출

증상: 양쪽 다리의 통증/저림 　　간헐적 파행(걷다 쉼) 　　허리 숙이면 통증 완화 　　허리 펴면 통증 악화 **사인**: 낙상, 심혈관계 질환의 　　악화	**증상**: 한쪽 다리 통증/저림(엉덩이부터 종아리까지, 엉덩이 　　가 더 아픔) 　　엉덩이에서 내려오는 증상은 줄고 발 쪽이 더 불편해짐 　　발이 시리고 무뎌진 느낌이나 특정 동작에서 발에 힘 　　이 안 들어감 　　활동과 상관없는 지속적 통증, 성격 변화, 예민해짐, 　　우울감 **사인**: 자살(우울증), 과도한 통증 치료로 인한 부작용

중심성 협착증 환자들의 자세에는 공통적인 특징이 있습니다. 허리를 펴고 곧게 서 있는 자세를 오래 유지하지 못한다는 겁니다. 척추를 뒤로 젖히면 좁아진 척추관이 더 조여들고, 두꺼워진 인대와 자라난 뼈돌기, 부풀어 오른 디스크가 신경을 더욱 압박하기 때문입니다. 이때 다리가 저리고 힘이 빠지면 몸은 본능적으로 통증을 피하려고 허리를 굽히게 됩니다. 허리를 굽히면 척추관과 함께 압박된 신경도 열리며 통증과 저림이 완화됩니다. 그래서 협착증 환자들은 허리를 약간 숙인 자세로 걷거나, 어딘가에 몸을 기대어 걷는 자세를 편하게 느낍니다. 이것이 중심성 협착증이 사람의 자세를 바꾸는 이유입니다.

반면 외측 함요부 협착증과 추간공 협착의 경우 초기에는 신경 가지가 눌리면서 엉덩이부터 종아리까지 저린 방사통이 나타나는 경우가 흔합니다. 하지만 이런 증상이 만성이 되면 엉덩이가 더 아픈 증상은 줄어들고 내려가는 느낌도 훨씬 약해집니다. 대신 발 부분이 무디고 시린 느낌이 나면서 발이 더 불편하다고 느껴지죠. 이러한 증상은 움직임과 관계없이 24시간 생활이 불편해지면서 우울감과 통증에 예민해지는 성격 변화를 보이는 경우가 많습니다.

하지만 신경 가지 눌리는 증상은 상대적으로 덜 중요합니다. 왜냐하면 저리고 당기고 무딘 증상들은 신경이 완전히 죽지 않았다는 것을 의미하기 때문이죠. 만일 더 진행해서 신경마저 죽게 되면 오히려 통증은 없어지고 해당 신경 가지에 해당하는 동작을 하지 못하는 마비가 옵니다. 보통 이런 마비가 오더라도 보행량은 크게 줄어들지 않으며 낙상 위험도 크지 않죠. 우리 주변에서도 족하수가 다른 원인으로 왔는데 의외로 잘 걷고 활동량도 유지하는 분들을 많이 볼 수 있는 건 그런 이유 때문입니다.

하지만 만성 신경 가지 증상에서도 중심성 협착(신경 다발 눌림)에서보다는 적지만 심각하면 사망을 초래할 수도 있습니다. 일단 삶의 질이 급격히 나빠집니다. 우울증이 심해져서 자살을 시도하는 경우도 있고, 통증에 너무 예민한 나머지 과도한 통증 치료로 인한 부작용으로 사망에 이르기도 합니다. 다시 말해서, 신경 가지 증상에서는 통증에 대한 과도한 걱정과 불안감을 잘 조절할 수 있다면 대부분 수명과 연관이 없다고 볼 수 있습니다. 협착증은 단순히 허리가 아프고 마는 병이 아닙니다. 삶의 질뿐만 아니라 수명에 직접적인 영향을 미치는 노령화 사회에서 가장 심각한 질환 중 하나입니다.

협착은 아픈 병이 아니라
늙는 병이다

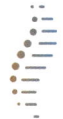

몇 해 전 일본 오사카에 학회차 방문했다가 유명한 우동 장인이 있다고 해서 일행과 함께 해당 노포를 찾아간 적이 있습니다. 유튜브에서도 꽤나 유명세를 떨치던 식당이어서 그런지 일찍 갔는데도 이미 대기줄이 길게 늘어서 있더군요. 그렇게 30분 이상 기다려 들어간 식당에서 처음 우동 장인을 보았는데, 허리가 거의 반쯤 접힌 할아버지가 혼자서 우동을 끓이고 있었습니다. 순간 직업 정신이 발휘되었던지 '저렇게 끓는 솥가마 앞에서 몇십 년 우동을 삶느라 거북목을 지닌 꼬부랑 할아버지가 되셨구나.' 안타까운 마음이 들었습니다. 쫀득쫀득하고 맛있는 우동을 맛보고 나왔지만 할아버지의 모습이 머릿속에서 오랫동안 지워지지 않아 씁쓸한 뒷맛이 남았죠.

그날 허리 건강에는 습관과 자세만큼이나 직업도 중요하다는 사실을 새삼 확인하게 되었습니다. 우리가 매일 하는 행동이 결국 굳어져 우리의 몸 곳곳에 축적되는 게 삶의 흔적이면서 노화와 퇴행의 증거겠지요. 자동차에도 연식이 있듯이 우리 몸에도 다 정해진 연식이 있습니다. 거기다 더 헤프고 방만하게 쓴 주인이라면 그의 자동차는 더 자주 고장이 날 것입니다. 마찬가지로 허리도 태어날 때 유전적 연식이 있고 정해진 강도와 밀도가 다르겠지만, 타고난 허리를 얼마나 애지중지 알뜰살뜰하게 유지하고 아껴 쓰느냐에 따라 허리 건강도 판가름난다고 생각합니다.

이는 뇌과학적으로 보면 뇌가소성과 연결지을 수 있습니다. 장시간 숙이고 작업을 하면 숙인 자세를 정상으로 뇌가 인식합니다. 협착 때문에 장시간 숙인 자세를 취하고 생활하시고 계시던 어르신들에게 감압술을 통해 신경이 눌리지 않도록 치료하면, 환자는 서 있는 자세 자체를 어려워하게 됩니다. 이런 경우를 전 매일 보고 있습니다.

이번 장에서는 협착증의 치료와 운동 사이의 관계를 설명하려고 합니다. 이 부분은 많은 분들이 가장 오해하고 있는 지점이기도 합니다.

협착증의 치료

이 지점에서 치료 방향은 크게 세 갈래로 나뉩니다. 첫째는 보존적, 신경차단적 접근입니다. 고령의 환자라고 해서 곧바로 수술을 받아야 하는 건 아닙니다. 염증 반응이 큰 경우에는 선택적으로 해당 신경근 주변이나 추간공 주변에 약물을 주입해 부기를 줄이고, 신경 주위 염증성 통증을 완화하고 보행 기능을 회복시키는 신경차단술 등의 주사 치료를 고려할 수 있습니다. 협착성 압박이 어느 정도 있어도 염증과 부종이 가라앉으면 증상이 임상적으로 상당히 호전되는 경우가 있습니다. 특히 최근에는 표적화된 차단술이나 풍선확장식 기법 등이 부분적으로 적용되며, 아주 심하지 않은 협착-디스크 복합 병변에서 수술 없이도 일상복귀를 돕는 경우도 있습니다.

특히 중요한 점은 보존적 치료를 통해 통증을 줄였으면 코어 인지 훈련을 통해 생활 습관을 고쳐서 원래 활동량으로 돌아갈 수 있어야 한다는 겁니다. 이것이 빠지면 진정한 의미의 치료라고 볼 수 없습니다. 들어가는 글에서 말씀드린 것처럼 치료를 받은 환자가 재활과 훈련을 통해 다시 보행하고 활동하는 데 아무런 문제가 없어야 비로소 치료가 끝났다고 말할 수 있습니다. 보통 중심성 협착증이 있으신 분들은 통증이 줄었더라도 코어 인지 훈련을 통해서 심부 코어의 반영인 허벅지 앞쪽 근육이 약해지는 것을 막아줘야 합니다.

둘째는 감압 중심 치료입니다. 여기서 감압은, 쉽게 말해서 신경이 지나가는 길을 넓혀주는 것입니다. 단지 튀어나온 디스크 조각만 제거하는 것이 아니라 두꺼워진 황색인대를 다듬고 후관절이 안쪽으로 침범한 부위도 정리해 주고, 골극이 신경을 누르는 부위를 덜어내 신경 통로, 특히 외측 함요부와 추간공을 실제로 확보해 줍니다. 이게 바로 고령자의 협착성 디스크에 필요한 핵심 접근입니다.

여기에서 중요한 변화는, 예전에는 이런 감압을 하면 허리가 더 흔들릴까 봐 같이 나사고정(유합술)을 많이 했지만 최근에는 뼈를 크게 잘라내지 않고 필요한 만큼만 공간을 열어주는 이른바 '뼈를 최대한 덜 건드리는 감압술'이 발전해 왔다는 점입니다. 이런 방식은 이미 어느 정도 전방 전위가 있는 분절에서도 척추를 더 불안정하게 만들지 않고 신경만 풀어주는 것을 목표로 합니다. 즉 나사로 굳이 고정하지 않고도 통증의 주범인 신경 압박을 줄여보자는 거죠. 고령자는 골다공증, 전신질환 등 전신 위험도가 높은 경우가 많으므로 가능한 한 부담을 줄인 감압 위주의 수술 전략이 큰 의미를 가집니다.

물론 감압술만으로 치료가 끝난 것은 아닙니다. 협착이 없을 때는 신경 압박도 없고 허벅지 두께(코어)도 정상이었지만, 당장 수술이 필요할 정도로 협착이 진행되었다면 신경 압박도 생기고 허벅지 두께도 약해진 상태입니다. 수술을 잘 받으면 신경 압박은 없어지지만 허벅지 두께는 여전히 약해진 상태로 남아 있죠.

즉 수술 후 허벅지 두께가 재활을 통해 다시 원래대로 두꺼워져야 협착증이 없던 건강한 상태로 돌아갔다고 볼 수 있습니다. 협착 자체가 복횡근의 접힘과 감각 기억 상실을 일으켜 코어 인지가 약해지는 것입니다.

그렇기 때문에 수술 후 코어 인지 훈련이 필수적인 것입니다. 협착증 환자 대부분은 종아리는 비교적 강한데 허벅지만 약해져 있는 경우가 많습니다. 당연히 허벅지와 종아리 근육 비율이 정상인 사람이 주로 하는 운동을 통해서는 허벅지를 강화할 수 없겠죠? 이때는 **체중 이동 + 허벅지 인지 + 상체 힘 빼기** 상태에서 운동을 지속하면서 허벅지 힘을 더 키워줘야 합니다. 코어 인지 능력을 반영하는 것은 결국 허벅지 두께입니다.

셋째, 고정 및 유합의 선택 문제입니다. 만약 분절 자체가 심하게 무너졌거나 미세불안정성이 아닌 명백한 불안정성(쉽게 말해, 척추뼈가 실제로 앞으로 미끄러져서 체중 실을 때마다 덜컥거리는 수준)이 존재한다면, 단순 감압만으로는 증상이 재발하거나 분절이 더 무너질 수 있습니다. 이런 경우에는 여전히 고정술(나사, 봉합으로 분절을 붙잡아주는 유합술)을 고려합니다. 하지만 이것은 점점 더 모든 협착에서 자동으로 하는 표준이라기보다 정말로 흔들리고 무너지는 분절에만 선택하는 방향으로 가고 있습니다. 내시경 치료의 도입으로 골절제를 줄이는 게 가능해지면서 유합술은 앞으로 더 줄어들 것으로 보입니다. 고령자의 디스크-협착 복합 병변 치료는 이제 무조건 고정을 하거나 주사를 놓는 방식이 아닙니다. 협착의 정도, 신경 압박 위치(중앙이냐, 외측 함요부냐, 추간공이냐), 실제 불안정성의 유무, 환자의 보행 가능 거리, 기저질환 위험도 등을 모두 보고 맞춤형으로 결정합니다.

축성(axial) 통증은 신경근을 따라 뻗쳐나가는 방사통(radiculopathy)과 대비되는 개념으로, 통증이 팔이나 다리로 퍼지지 않고 척추 자체에 국한되어 나타나는 통증을 의미합니다. 환자가 주로 "허리가 끊어질 것 같다"거나 "목 자체가 뻐근하다"고 호소하는 경우가 이에 해당합니다. 이런 축성 통증이 현저하면서 환자의 X-ray상 허리뼈 자체의 퇴행이나 어긋나 있음이 현저한 경우 MRI상 뼈 내부에 과도한 힘을 받아서 파괴와 재생을 하며 생기는 멍든 소견이 있는 경우 그리고 이 증상이 수개월에 걸쳐서 약해졌다 강해졌다를 반복할 경우 유합술을 고려할 수 있습니다. 즉 뼈 자체의 통증이 있을 때만 유합술을 시행해야 합니다. 그런데 허리 통증에 시달리는 고령의 환자는 대부분 허리뼈가 아플 만큼 허리를 많이 사용하지 못하지요. 따라서 유합이 절대적으로 필요한 경우는 매우 적습니다.

여기서 중요한 점은 직접 수술하는 의사에 따라 치료법이 달라질 수 있다는 것입니다. 왜냐하면 내시경 치료를 하더라도 의사마다 골절제를 수행하는 양이 다르기 때문이죠. 내과적 치료는 훌륭한 연구 결과가 나오면 전 세계의 내과 의사가 동일하게 치료하는 것이 당연합니다. 하지만 수술은 다릅니다. 육체적 숙련의 정도에 따라 치료 원칙이 달라질 수 있습니다. 그리고 모든 의사에게 동일한 숙련도를 요구할 수도 없습니다. 즉 한 가지 증상에 대해서 다양한 치료 방법이 의학적으로 정당한 것입니다. 저 역시 골절제 감압술을 했을 때는 상대적으로 내시경을 이용한 유합술을 많이 시행했지만 지금은 골절제 없는 감압술을 능숙하게 할 수 있게 되면서 협착증과 전방전위 추간공 협착, 디스크가 복합적으로 있는 모든 경우에서 감압술로 치료하고 있습니다. 즉 같은 의사일지라도 환자를 만난 시기의 자신의 경력과 역량에 따라 같은 증상임에도 치료 방침이 다를 수 있다는 것을 환자 역시 알아둘 필요가 있습니다.

결국 핵심은 이것입니다. 고령자에게서 새로 악화된 디스크 증상은 단순 디스크가 아니라 거의 언제나 협착과 함께 있다는 것이죠. 즉 나이 들어 생긴 디스크는 협착이라고 이해하는 게 더 가깝습니다. 그래서 치료 목표도 단일 수핵 조각 제거가 아니라 신경이 눌리는 복합 환경 자체를 얼마나 안전하게 완화할 수 있느냐로 이동합니다. 걸을 수 있는 거리가 줄어들고 다리가 저립니다. 허리를 펴면 더 아픈데, 굽히면 좀 나아집니다. 그렇다면, 이미 문제는 디스크 한 조각을 넘어서 신경 통로 전체의 문제일 가능성이 큽니다. 이 단계에서는 협착을 동반한 디스크 파열에 맞는 치료 전략 즉 신경 통로 확보(감압) 중심의 접근, 필요시 선택적 고정, 그리고 염증 조절과 재활을 통한 보행 기능 회복이라는 다각적 접근이 중요합니다.

협착증과 운동의 관계

치료의 우선순위는 어떻게 정해야 할까요? 통증 감소를 가장 먼저 꼽는 분들이 많을 겁니다. 물론 통증 조절도 필요합니다. 신경 주위 염증이 심하면 신경차단술이나 약물치료를 통해 일단 염증부터 가라앉혀야 합니다. 그러나 통증을 줄이는 것만이 치료의 목적이 되어서는 안 됩니다. 진짜 목표는 통증 완화가 아니라 '움직일 수 있는 몸' '건강하고 유쾌한 몸'을 회복하고 유지하는 것입니다. 중심성 협착의 본질은 척추를 가로지르는 신경 통로가 좁아진 것입니다. 이 병의 가장 큰 문제는 보행 거리의 단축과 그로 인한 활동량 감소 그리고 전신 노화의 가속입니다. 따라서 치료 목적은 통증 완화보다 활동량을 유지하는 데 두어야 합니다.

제가 이렇게 말씀드리면 바로 이런 질문이 따라옵니다. "운동을 많이 하면 해결되나요?" 그러나 운동은 협착증 환자에게 역효과를 낼 수 있습니다. 은근히 사람들이 허리가 아프다고 하면 운동으로 허리 근력을 키우라는 조언을 합니다. 허리를 뒤로 젖히는 스트레칭이나 허리 펴기, 근육을 강화하는 무거운 익스텐션 운동은 주로 겉근육을 강화하는 데 초점이 맞춰져 있습니다. 겉근육은 큰 힘을 내고 몸을 크게 움직일 때 사용되는 글로벌 근육으로 협착증 환자에게 오히려 부담만 키웁니다. 왜냐하면 허리를 세우고 펴는 자세는 척추관을 더 좁히고 신경 압박을 심화하기 때문이죠. 이러한 겉근육 중심의 운동은 척추 후방 구조에 압박을 가중하여 퇴행성 변화를 촉진할 위험이 있습니다.

협착증 환자에게 진짜 필요한 것은 겉근육 강화가 아니라 '코어 인지 훈련'입니다. 코어 인지 훈련은 단순히 근육을 키우는 운동이 아니라 몸속 깊은 곳의 속근육이 언제, 어느 정도, 어떤 순서로 수축해야 척추 마디를 안정적으로 지지할 수 있는지를 다시 몸에 각인하는 과정이랍니다. 속근육은 강한 힘을 내지 않지만, 낮은 강도로 지속적인 수축을 통해 척추를 안정화합니다. 협착증 환자에게는 이러한 섬세한 선행적 수축 패턴이 무너져 있습니다. 피드포워드 컨트롤이 약해진 거죠. 허리를 조금만 움직여도 겉근육이 과도하게 긴장하고, 필요한 깊은 안정화 근육은 제때 작동하지 않습니다. 이로 인해 겉으로는 허리가 단단해 보이지만 실제로는 불안정한 상태가 됩니다. 결국 피로가 빨리 누적되고 활동량이 더 줄어드는 악순환이 이어지죠.

코어 인지 훈련은 이러한 악순환을 끊는 핵심 전략입니다. 첫째, 복횡근과 다열근 등 속근육을 다시 활성화하는 감각을 스스로 익히게 합니다. 속근육은 느끼기 매우 어렵습니다. 따라서 허벅지 앞쪽 근육은 심부 코어를 반영하기 때문에 초기에는 허벅지 근육에 힘이 들어가는 인지 연습을 하는 게 좋습니다. 둘째, 그 안정화 수축을 유지한 상태에서 보행이나 골반-몸통 협응 운동을 반복하여 일상 동작과 연결합니다. 셋째, 이 패턴을 서기와 걷기 그리고 계단 오르기 같은 실제 움직임으로 확장합니다. 이는 헬스장에서 중량을 드는 운동이 아니라 허리가 무너지지 않은 상태로 얼마나 오랫동안 움직일 수 있는지를 회복시키는 재교육입니다. 즉 코어 인지 훈련은 움직일 수 있는 몸을 되찾는 과정이며, 협착 환자의 노화 속도를 늦추는 핵심입니다.

협착증은 통증과 자세 변화를 통해 인체 안정화의 핵심인 복횡근의 피드포워드 기전을 억제하고 위축되도록 만듭니다. 협착증 환자는 통증 때문에 하루의 대부분을 앉거나 누워서 보내고, 하루 10.6시간 이상 앉아서 생활하면 심부전과 심근경색, 심혈관 사망 위험을 크게 높인다는 사실이 이미 여러 연구를 통해 밝혀졌습니다. 협착증 환자의 활동 부족은 근육의 인슐린 감수성을 떨어뜨려 혈당을 높이고, 내장 지방이 축적되는 데 트리거가 되죠. 실제로 협착증 환자군에서 대사증후군의 유병률은 37.8퍼센트에 달하며, 이는 일반 인구보다 높은 수치입니다. 한 마디로 허리 때문에 안 죽어도 될 사람이 죽을 수도 있다는 겁니다.

협착증은 단순히 허리가 아픈 병이 아닙니다. 중심성 협착은 허리를 굽힌 자세를 강요하고, 보폭을 줄이며, 걷는 시간을 단축하여 몸 전체를 빠르게 늙게 만들죠. 이 질환의 본질적인 문제는 통증이 아니라 활동량의 붕괴입니다. 진통제나 일시적인 주사 치료만으로는 부족합니다. 보행 능력과 몸통-골반의 협응력, 그리고 속근육의 미세한 안정화 능력을 통해 허리를 정상화해야 합니다. 협착 치료의 궁극적인 목표는 통증 없는 휴식이 아니라 지속 가능한 움직임이어야 하는 이유가 여기에 있죠. 협착은 아픈 병이 아니라 늙는 병이고, 수명이 짧아지는 병입니다. 이 노화의 속도를 늦추는 슬로우 에이징의 가장 현실적인 방법은 겉근육 중심의 힘주기 운동이 아니라 섬세한 속근육, 코어 인지 훈련을 통해 다시 걷고, 돌고, 움직일 수 있는 몸을 되찾는 것이죠.

Summary

3부 ┊ 허리가 겪는 노화 3단계

- 노화의 과정: 허리 노화는 '기능이상(미세 손상) → 불안정성(흔들림) → 재안정화(인대/뼈 증식)'의 3단계를 거쳐 진행됩니다.
- 협착증의 본질: 협착은 흔들리는 척추를 고정하려는 몸의 보상 반응(재안정화)으로 인해 신경 통로가 좁아지는 '늙는 병'입니다.
- 활동량 유지의 중요성: 협착증 관리는 통증을 없애는 것보다 보행 거리와 활동량을 유지하여 전신의 건강을 지키는 데 목적을 두어야 합니다.
- 코어 인지가 필요한 이유: 퇴행은 피할 수 없습니다. 그러나 그 속도를 늦추는 것은 전적으로 우리 손에 달려있습니다.

"코어 인지가 떨어지면 코어가 약해지면서
뇌를 포함한 신경조절 시스템 전반의 오류로 발전한다.
이를 해결하기 위해서는 코어 인지를 강화해야 한다.
이것이 기대수명을 늘리는 길이다."

———

이대영

4부

새로운 출발,
코어 인지

현대인의 허리는
왜 망가질까?

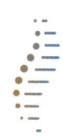

지금 여러분 앞에 두 명의 직장인이 있습니다. 한 사람은 20년간 건설 현장을 돌면서 작업 중간에 스트레칭을 열심히 했던 목수고, 다른 한 사람은 20년간 자동차로 출퇴근을 하며 운동에는 소홀했던 판교 IT 기업의 팀장입니다. 두 사람 중에 과연 누구의 허리가 더 아플까요? 직업이나 일하는 방식을 생각하면 목수가 더 허리 질환에 취약하다고 여기실 겁니다. 하루 종일 무거운 자재를 나르고, 쪼그려 앉아 못을 박고, 쉴 새 없이 허리를 구부리며 천장에 조명을 달았으니까요. 하지만 실제로는 책상머리에 앉아 펜대만 굴렸던 대기업 회사원의 허리가 더 망가졌을 확률이 높습니다. 왜 그럴까요?

마모의 법칙과 블록의 법칙

무릎과 어깨는 비교적 단순해서 마모의 법칙에 영향을 받는 부위입니다. 자동차 타이어를 생각하면 이해하기가 더 쉽습니다. '많이 쓰면 많이 닳는다.'라는 정비례 관계가 여지없이 적용되는 신체 부위가 무릎과 어깨입니다. 논에서 하루 종일 쪼그려 앉아 김을 매던 할머니, 무거운 짐을 머리에 이고 하루에도 여러 번 산길을 오르던 할아버지, 그 분들의 무릎은 말 그대로 갈아없어졌다고 봐도 무방합니다. 어깨도 마찬가지죠. 팔을 머리 위로 들어올리는 작업을 수십 년 하다 보면 회전근개가 찢어지고 골극이 웃자라 어깨 관절과 충돌하게 됩니다. 메이저리그를 호령하던 파이어볼러도 계속 어깨를 쓰면 인대가 너덜너덜해져서 은퇴의 기로에 서게 됩니다.

그런데 허리는 이런 부위와 성격이 판이하게 다릅니다. 마모의 법칙대로라면 목수가 회사원보다 허리 통증이 더 많아야 하겠지만, 현실은 정반대입니다. 사무직 직장인들의 허리가 건설 현장 노동자와 공장 근로자, 심지어 농부보다 더 아픈 경우가 허다합니다. 당장 제가 진료실에서 만나는 환자들의 직업을 보면 알 수 있죠. 통계를 보면 하루 8시간 책상에 앉아 있는 회사원이 육체노동자 못지않게 허리 통증을 호소합니다. 어떤 조사에서는 오히려 더 높게 나오기도 하죠. 이건 타이어 법칙으로는 설명이 되지 않는 부분인 겁니다. 허리만큼은 뭔가 다른 원리가 작동하고 있다는 뜻입니다.

척추는 블록 쌓기와 같습니다. 아이가 지금 거실에서 열심히 블록을 쌓습니다. 블록을 한참 쌓다 보면 맨 아래 블록이 조금씩 흔들리는 걸 관찰합니다. 무시하고 계속 쌓기만 하면 공든 탑이 무너지듯 블록이 와르르 무너질 것입니다. 그럼 아이는 보통 어떻게 할까요? 아래 블록 주변에 다른 블록을 더 쌓아서 전체 블록이 흔들리지 않게 하지 않을까요? 우리 허리도 이와 똑같습니다. 척추가 불안정해지며 흔들리는 횟수가 늘면 몸이 알아서 대응합니다. 시멘트를 붓고 철골을 넣어서 기초 공사를 대대적으로 하는 것처럼 뼈를 자라게 하고 인대를 두껍게 만들어 척추를 보강하려 하죠. 이러한 과정을 **재안정화 과정**이라고 말합니다.

문제는 이 과정에서 척추관이 좁아진다는 거죠. 신경이 지나가는 통로가 막히면서 다리 저림이나 방사통 등 이러저러한 통증이 시작됩니다. 이게 바로 협착증이라 불리는 녀석이죠. 허리 건강에 대표적인 불청객이랍니다. 이처럼 허리의 퇴행은 '닳거나 망가져서' 생기는 게 아니라 '고치려다' 생기는 것입니다. 지우개를 자주 쓰다 보면 점점 닳아서 끝이 뭉툭해지는 것처럼 어깨와 관절은 많이 쓸수록 많이 망가지는 메커니즘을 갖고 있다면, 우리 허리는 특이하게도 안 쓰고 버틸수록 더 망가지는 메커니즘을 갖고 있는 셈입니다. 몸의 과잉보호 본능이 오히려 문제를 키운다고 할 수 있죠.

디스크는 혈관이 없기 때문에 심장에서 나온 혈액이 직접 전달되는 대신 마치 스펀지에 물이 스며드는 것처럼 확산의 방식으로 영양이 공급됩니다. 이를 위해 디스크는 끊임없이 '펌핑 작업'을 통해 척추로부터 주기적인 압력을 받아야 합니다. 꾸준히 디스크가 압박을 받을 때 심장이 혈액을 순환시키듯이 디스크 안의 수분을 밀어 넣고 빼내며 영양을 공급하고 노폐물을 배출합니다. 반대로 활동이 떨어지면 마치 화분에 물을 안 주는 것처럼 펌핑이 멈추면서 디스크가 서서히 말라가죠. 여기서 역설이 발생합니다. 육체노동자는 허리를 많이 쓰기 때문에 디스크에 펌핑이 활발해서 영양 공급을 원활하게 유지할 수 있습니다. 반면 사무직 직장인은 디스크에 가해지는 압력이 적다 보니 펌핑이 안 되면서 디스크가 굶어죽게 되는 거죠.

몸의 센서를 깨워라

왜 사무직의 허리가 특히 더 망가지는지 이해가 되셨나요? 하루 종일 책상 앞에 앉아서 컴퓨터로 업무를 보다 보면 허리는 전혀 움직일 일이 없습니다. 겨우 20분만 같은 자세로 앉아 있어도 인대가 늘어나는 등 우리 몸에 돌이킬 수 없는 일이 벌어진다는 연구 결과도 있습니다. 인대는 '점탄성'이라는 특성을 가지고 있는데, 계속 한 방향으로만 당기면 계속 늘어나는 성질입니다. 마치 오래된 고무줄이 헐렁해지는 것처럼 말이죠. 믿기 어렵겠지만 수

많은 연구가 고작 20분에 우리 척추에서 이런 일이 일어날 수 있다고 이구동성으로 주장합니다.

더 심각한 건 그 다음입니다. 인대 안에는 '감각수용기'라는 센서가 박혀 있는데요. 이 센서들이 척추의 위치와 긴장도를 실시간으로 뇌에 보고하도록 되어 있습니다. 신체의 CCTV라 할 수 있죠. 척추가 흔들리면 즉각 근육을 수축시켜 잡아주고, 특히 다열근과 복횡근 등 심부 근육을 작동시키는 데 '열일'을 하는 고마운 존재입니다. 이를 '인대-근육 반사'라고 부릅니다. 그런데 인대가 늘어나서 센서가 둔해지면 어떤 일이 벌어질까요? 척추와 근육에서 발생하는 신호를 뇌에 제때 적절히 전달하지 못하게 됩니다. 센서가 고장 나는 것입니다.

이를 증명하기 위해 연구자들이 간단한 실험을 수행했습니다. 건강한 성인과 만성 요통 환자를 30분간 의자에 앉혀놨습니다. 그 후 눈을 감게 하고 허리를 특정 각도로 굽혔다가 원래 자세로 돌아오게 했습니다. 그런데 결과는 충격적이었습니다. 두 그룹 모두 정확도가 뚝 떨어졌기 때문입니다. 자기가 지금 어떤 자세인지 제대로 인지하지 못하는 거였죠. 이걸 **고유감각 저하**라고 합니다. 의자에 30분 앉아 있는 것만으로도 자기 몸의 위치를 느끼는 능력이 둔해진 것입니다. 이는 마치 취한 사람이 안 취했다고 우기는 것과 비슷합니다. 실제로는 비틀거리는데 본인은 똑바로 걷는다고 생각하기 때문입니다.

그렇다고 너무 절망할 필요는 없습니다. 이해했다면 대응할 수 있기 때문이죠. 방식은 간단합니다. 20분마다 자리에서 일어나는 것입니다. 천천히 스트레칭하고 가볍게 걸어서 감각수용기를 깨우도록 척추에 자극을 줍니다. 복횡근을 깨우는 훈련을 하고 바른 자세를 의식적으로 연습해야 합니다. 물론 말처럼 쉬운 일은 아닙니다. 하지만 불가능한 일도 아니죠. 중요한 건 허리 통증이 여러분 잘못도 아니고 게으름의 증거도 아니라는 겁니다. 그저 현대인으로 살아가는 데 따르는 구조적 문제인 겁니다. 이제 알았으니 대응하면 됩니다. 허리의 특성을 이해했으면, 그에 맞는 전략을 세우는 건 우리의 몫이니까요.

가만히 앉아 있는데
허리가 왜 더 아플까?

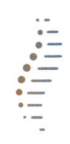

제가 지민 씨를 알게 된 건 3년 전이었습니다. 지민 씨는 하루 10시간 이상 책상 앞에 앉아 모니터를 보며 작업해야 하는 프리랜서 프로그래머였습니다. 당연히 안구건조증부터 거북목, 어깨와 허리 통증에 이르기까지 다양한 직업병에 시달리고 있었죠. 평소에도 건강 걱정이 많았던 그녀는 운동 부족이 마치 만악의 근원인 것만 같아서 틈틈이 유튜브를 보면서 주기적으로 허리를 앞뒤로 흔들어 주었습니다. 배에 힘을 꽉 주고 바른 자세를 유지하는 것도 게을리하지 않았죠. 그런데 오후만 되면 허리가 끊어질 듯 아프고, 일어설 때는 허리가 바로 펴지지 않았습니다.

부동자세가 가져오는 위기

"원장님, 디스크 같은데 수술을 받아야 하나요?"

병원을 찾은 지민 씨는 대뜸 수술을 받아야겠다고, 업무 일정에 차질이 가지 않게 스케줄을 잡아달라고 했습니다. 지민 씨의 상황은 앞서 말씀드린 것과 같은 맥락에서 이해될 수 있었습니다. 지민 씨는 정지된 상태에서 힘으로 버티려 했습니다. 이는 근육 내 혈류를 차단해 산소 부족을 가져오고 대사가 원활하지 않으면서 노폐물이 쌓이는 악순환을 유발한 거였죠. 또한 장시간의 부동자세로 인해 뇌는 허리의 미세한 위치 감각을 잃어버리고 말았습니다.

상황이 이렇다 보니 갑자기 일어나려고 할 때, 뇌는 허리 근육을 어떻게 순차적으로 써야 할지 타이밍을 놓치면서 반사적으로 허리 주변의 큰 근육들을 강하게 수축하면서 무리를 주게 되는 거였습니다. 당연히 허리에 통증을 느끼게 되면서 스스로 디스크라고 믿게 만들었죠. 저는 이런 메커니즘을 지민 씨에게 찬찬히 설명했습니다. 척추 구조와 감각수용기를 일깨우는 운동을 전반적으로 이해한 지민 씨는 환하게 웃으며 말했습니다. "간단한 거네요. 수술을 하지 않아도 돼서 너무 기뻐요." 해결책은 배에 힘을 주는 것이 아니라 골반을 1센티미터씩 좌우로 흔들거나 무게 중심을 옮기는 것입니다. 이는 뇌에 지속적인 위치 정보를 보내 코어 인지를 깨어있게 만들어 주니까요.

사무직 근로자의 요통은 근육이 없어서가 아니라 보통 '감각' 이 없어서 생깁니다. 정지된 자세는 뇌를 잠재우고 태업에 들어가 게 합니다. 복횡근은 흔들림 속에서 균형을 잡을 때만 코어 인지 라는 진가를 발휘합니다. 앉아 있는 것은 이러한 코어의 전원을 끄는 행위입니다. 억지로 힘을 주어 유지하는 것은 오래가지 못 하며, 오히려 피로를 가중시킬 뿐이죠. 해결책은 '미세한 움직임' 입니다. 뻣뻣하게 고정된 바른 자세보다는 계속해서 꿈틀거리며 자신의 위치를 확인하는 자세가 코어 인지를 유지하고 통증을 예방하는 길입니다. 코어 인지는 고정된 힘이 아니라 끊임없이 반응하는 능력이라고 할 수 있죠.

척추 불안정성을 깨는 지혜

철수 씨도 지민 씨와 비슷한 시기에 내원한 환자였습니다. 철수 씨는 흔히 '윙바디'라고 하는 어마어마하게 큰 트럭을 몰면서 일 주일 내내 전국을 돌아다니는 분이었습니다. 그도 지민 씨와 유 사한 허리 통증을 느끼고 병원을 찾았습니다. 일단 직업의 특성 상 하루 일정을 온전히 비우는 게 너무 힘들었기 때문에 디스크 수술 후 바로 일에 복귀할 수 있는지부터 물었습니다. "원장선생 님, 수술하고 바로 일할 수 있나요? 일이 너무 밀려 있어서요." 저 는 철수 씨의 모습에서 쉼 없이 일하는 현대인의 애환을 잠깐 보았던 것 같습니다. 아파도 쉴 수 없는 살인적인 일정에 자신을 갈아 넣고 있었으니까요.

그는 운전 중 허리가 뻐근하면 등받이를 뒤로 젖히고 푹 파묻혀 운전하는 습관이 있었습니다. 앉아있을 땐 편안하다고 느꼈지만, 차에서 내리면 다리가 저리고 허리에 힘이 들어가지 않아 휘청거렸습니다. 어떨 때는 운전석에서 내려오다가 다리에 힘이 풀려 넘어진 적도 있었다고 합니다. 트럭의 높이가 워낙 높아서 당시엔 한두 번 그럴 수 있겠다 싶었지만, 이후로도 계속 허리가 불편하자 겁이 덜컥 났습니다. 철수 씨처럼 하루 12시간 이상 운전석에 앉아서 보내는 화물차 기사는 대부분 척추 인대가 온전하지 않습니다.

이러한 문제는 척추에 악순환을 가져오죠. 인대가 느슨해지면서 척추가 흔들리는 미세불안정성이 커지고, 척추가 흔들리다 보니 척추에 협착이 진행됩니다. 협착이 심해지면 신경을 압박하며 통증은 점점 심해집니다. 이런 경우 뇌는 복횡근을 작동시켜야 하는데, 장시간의 감각 차단으로 인해 복횡근이 제때 반응하지 못하면서 척추뼈가 미세하게 어긋나 신경을 건드려 다리 저리는 방사통이 발생합니다. 척추의 불안정성이 가져오는 악순환의 고리를 어떻게 해서든 끊어내야 했죠.

이러한 메커니즘을 충분히 이해한 철수 씨는 편안함과 안전함은 명백히 다르다는 것을 인식하기 시작했습니다. 불안정한 밸런스 쿠션을 깔고 앉거나, 신호 대기 중에 엉덩이에 힘을 줬다 뺐다

하는 등 예측 불가능한 자극을 주어야 뇌가 복횡근을 긴장 상태로 유지하여 척추를 보호한다는 사실을 충분히 동의하고 실천하겠다고 저와 약속했습니다.

서 있는 자세는 일반적으로 정보 입력이 많습니다. 발바닥이 땅에 닿고 중력을 온몸으로 받아내야 하니까요. 우리 몸은 넘어지지 않기 위해 미세하게 계속 흔들리고, 이 정보들이 뇌로 전달되어 복횡근을 자동으로 깨웁니다. 즉 감각 입력이 풍부하여 코어 인지가 쉽습니다. 반면 앉은 자세는 정보 입력이 상대적으로 적습니다. 의자가 엉덩이와 허벅지를 받쳐주기 때문에 하체에서 올라오는 균형 정보가 차단되죠. 뇌 입장에서는 균형을 잡을 필요가 없다고 판단하여 복횡근의 전원을 아예 꺼버립니다. 이때 억지로 배에 힘을 주는 것은 뇌의 자연스러운 '휴식 명령'을 거스르는 행위이므로 유지하기가 훨씬 어렵고 피로감만 줍니다. 이 부분은 매우 중요하기 때문에 다음 장에서 자세히 설명하도록 하겠습니다.

허리가 아프면
디스크나 협착인 걸까?

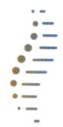

진료실 문이 열릴 때마다 전 마른침을 삼킬 때가 간혹 있습니다. 이미 굳게 확신을 갖고 찾아오시는 환자들 때문입니다. "원장선생님, 저 디스크예요." "보나 마나 협착증 맞죠?" 대개 목소리엔 물음표보다 마침표가 더 많이 찍혀 있습니다. 마치 판결문을 받아 든 피고인처럼 자신의 몸에 대한 진단이 이미 내려진 것처럼 확정적으로 말씀하시죠. 저는 오랫동안 척추 질환을 전문적으로 치료해 온 의사로서 20년 가까이 환자들을 만나며 깨달은 게 하나 있습니다. 그건 환자분들이 통증에 대해 갖고 있는 잘못된 신념이 때로는 질환 자체보다 더 무섭다는 것이죠. 이번 장에서는 그중 가장 흔한 두 가지 착각에 대해서 이야기해 보려 합니다.

디스크는 만능 해답일까?

고대 그리스 연극에 등장하던 '데우스 엑스 마키나(deus ex machina)'라는 말이 있습니다. 주인공이 난관에 부딪혔을 때 밧줄을 달아 공중에서 기계가 내려와 문제를 신속히 해결하는 신을 일컫는 말이죠. 제 생각에 디스크는 우리나라 모든 척추 환자에게 데우스 엑스 마키나가 아닐까 싶습니다. "허리가 아프면 디스크일 거야." 이 문장은 마치 "배가 아프면 맹장일 거야."라고 단정하는 것과 비슷한 논리입니다. 타당한 것 같지만, 실은 엄청난 비약이기 때문이죠. 추리소설로 치면 용의자 한 명만 보고 "범인은 바로 너!"라고 외치는 형편없는 탐정 같은 셈이니까요.

허리 통증은 현대인의 숙명처럼 따라다니는 증상입니다. 전 세계적으로 장애를 유발하는 원인 중 단연 상위권에 이름을 올리고 있죠. 출근길 지하철에서, 사무실 책상 앞에서, 저녁 소파에서, 우리는 시도 때도 없이 허리를 부여잡고 삽니다. 그렇다고 모두가 디스크나 협착증일까요?

과거에는 단순히 허리가 아프면 "어디가 다쳤구나?" 정도로 생각했던 때가 있었습니다. 척추 구조가 틀어졌거나, 근육이 긴장하거나, 인대가 삐었거나 몇 가지로 원인이 수렴되었죠. 이런 걸 **침해성 통증**(nociceptive pain)이라고 부릅니다. 쉽게 말해 실제로 조직이 다쳐서 아픈 것을 말합니다.

하지만 신경생물학이 발전하면서 최근 들어 새로운 사실이

속속 밝혀졌습니다. 만성 요통 환자들 상당수가 **신경성 통증** (neuropathic pain)을 겪고 있다는 것이죠. 신경성 통증은 신경 자체가 눌려서 생기는 것뿐 아니라 만성이 되거나 손상이 심하면 신경이 예민해져서 생기는 통증도 포함됩니다. 신경성 통증에서는 만성 손상 등으로 신경이 과민해진 경우가 특히 중요합니다. 이건 앞서 언급한 조직 손상과는 다른 차원의 통증입니다. 마치 화재경보기가 불도 나지 않았는데 계속 울리는 것처럼, 신경계 자체가 과민해져서 뇌에 줄기차게 통증 신호를 보내는 것이죠. 그런데 여기서 중요한 반전이 하나 있습니다. 관련 연구들을 찬찬히 살펴보면, 허리 통증 중 신경성 통증이 차지하는 비율이 고작 5퍼센트에서 50퍼센트 정도라는 겁니다. 다리로 뻗치는 방사통까지 다 포함해도 그 정도입니다. 뒤집어 말하면, 적어도 절반 이상은 신경 문제가 아니라는 뜻이죠.

그럼 나머지 절반은 뭘까요? 답은 의외로 단순합니다. 허리에 과도한 힘이 들어가서죠. 우리는 무의식중에 허리 근육에 잔뜩 힘을 주고 살아갑니다. 컴퓨터 앞에 앉을 때, 무거운 짐을 들 때, 심지어 잠잘 때도 근육은 크고 작은 긴장과 수축을 반복하죠. 이 과도한 긴장을 풀어주는 게 바로 코어, 정확히는 복횡근입니다. 그러니 허리가 아프다고 무조건 디스크로 단정하는 건 주인공이 문제를 해결하려고 시도조차 하지 못하게 만드는 성급한 판단입니다. 범인을 찾아야 제대로 된 해결책도 나오니까요.

진단은 간단하지 않습니다

두 번째 착각은 의사를 데우스 엑스 마키나로 삼는 것입니다. '의사 선생님이라면 당연히 정확한 진단을 할 수 있겠지?' 이런 기대를 품고 병원을 찾는 환자들을 종종 봅니다. 마치 병원을 공항 금속탐지기처럼 생각하시는 것 같다는 느낌도 때로 받곤 합니다. 몸에 탐지봉을 갖다 대면 '삐~'하는 소리와 함께 정확한 병명이 자동으로 튀어나올 거라고 믿는 거죠. 충분히 이해됩니다. 하지만 진단은 과학이면서 동시에 예술입니다. 마치 추리소설 같기도 합니다. 단서들을 모으고 가설을 세우고, 그것을 검증하다가 때로는 뒤엎을 때도 있기 때문입니다. 왜 그럴까요?

진단을 어렵게 만드는 첫 번째 요소는 환자 자신도 자신이 겪는 통증을 정확히 모른다는 점입니다. 아프면 패닉이 오고 이성적 판단이 흐려집니다. 여기가 아프다고 했다가 저기는 안 아프다고 했다가 환자가 오락가락합니다. 진료실에 있다 보면 이런 대화가 하루에도 수십 번 반복됩니다. 고관절은 해부학적으로 몸의 앞쪽에 붙어 있다 보니 옆이나 뒤가 아프면 십중팔구 고관절 문제는 아닌데도 환자분들은 고관절이 아픈 것 같다고 말씀하시죠. 온갖 입증되지 않은 의학 정보가 넘쳐나는 인터넷도 한몫 합니다. 포털사이트에 '엉덩이 통증'이라고 검색하면, '천장관절 기능부전'이나 '이상근 증후군' '심부 둔부 증후군' 같은 무시무시한 병명들이 마구 쏟아집니다. 그중 상당수가 희귀하고 극적인 질환에 관한 것인데 환자분은 일단 자신의 몸이 아프다 보니 그런 정보에 혹하기 마련이죠.

이건 뭘 의미할까요? 진단이 까다롭다는 건 실제 임상에서 그리 흔하지 않다는 뜻입니다. 마치 범죄 현장에서 지문도 없고 목격자도 없고 CCTV도 없는데 범인을 찾으려는 것과 같죠. 그런데도 환자들은 증상 몇 마디와 영상 한두 장으로 "저 이상근 증후군이에요."라고 쉽게 자가 진단해버리고, 또 그 진단을 믿어버립니다. 의사인 저에게도 어려운 진단을 말이죠. 여기서 불편한 진실을 하나 고백하자면, 의학적 진단의 상당수는 '추정'이라는 겁니다. 암처럼 조직검사로 확진할 수 있는 병이 아닌 이상, 거의 모든 진단은 '임상적 추정'의 영역에 놓여있습니다. 증상, 신체검사, 영상 소견, 혈액검사 등등을 종합해서 '아마도 이 병일 것이다.'라고 판단하는 것이죠.

그래서 환자들에게서 "협착증으로 판정받았어요." "병원에서 디스크라고 하시네요."라는 말을 들을 때마다 사실 저는 조금 어색합니다. '판정'이나 '확진'이라는 단어는 법원의 판결문처럼 뭔가 확정적이고 최종적인 느낌을 주기 때문이죠. 의학적 진단, 게다가 척추 질환은 그렇게 흑백으로 나뉘지 않는 경우가 많습니다. 회색 지대가 넓다는 거죠. 한 명의 환자를 두고 의사 세 명이 조금씩 다른 진단을 내릴 수도 있습니다. 이는 모두가 틀렸다기보다는 각자 다른 측면을 강조한 진단이라고 보시면 됩니다. 디스크라는 것도 원인이 매우 다양할 수 있습니다. 디스크라고 해서 모두 같은 디스크는 아닌 거죠.

같은 디스크여도 증상에 따라 진단이 달라질 수 있습니다. MRI에서 봤을 땐 디스크가 튀어나왔는데 증상은 없다면 만성 디스크입니다. 인체가 적응한 상태이거나 흡수되고 있는 상태라고 해석하는 것입니다. 반면 디스크는 적게 튀어나왔어도 갑자기 다리에 심한 통증이 생겼다면 급성 디스크가 신경을 강하게 누르고 있다고 판단하게 됩니다. 이처럼 진단과 증상과 영상 소견은 서로 연동되어 있는 개념인 것입니다.

진단의 기본은 증상의 '객관화'인데, 이 객관화는 의사와 환자가 함께 접근하는 과정에서 도달할 수 있는 중간 지대입니다. "언제부터 아팠나요?" "어떻게 아프죠? 찌르는 듯? 쑤시는 듯? 뻐근한?" "어떤 자세에서 더 심해지나요?" "다리까지 저리나요? 어디까지?" "혹시 밤에 주무시다가 깨시나요?" 등등 이런 질문들을 통해 통증의 윤곽을 조심스럽게 그려나가는 겁니다. 그림이 선명해질수록 진단도 명확해지죠. 하지만 의사가 배제된 채 자가진단을 하는 환자들은 이 과정을 가뿐히 건너뛰게 됩니다. 영상 하나, 검색 결과 몇 개로 섣부른 결론을 내리고 맙니다. 진단과 증상이 호환이 가능하다고 생각하시는 환자들도 있지만, 그렇지 않습니다. 자가 진단은 매우 위험합니다.

그리고 치료 방침도 진단명만으로 결정되지 않습니다. 치료 방침은 증상과 증상이 나타나는 상황과 연령 그리고 사회적 기능, 나타나는 증상의 반복성, 재현성, 국소화, 지속성 등을 종합적으로 고려해 중요한 증상과 덜 중요한 증상을 가린 후 결정하게 됩니다. 허리 통증을 관리하기 위해서는 통증을 이성적으로 잘 관찰해서 설명할 수 있는 능력을 기르는 것이 필수적입니다.

아플까 봐 걱정하면
더 아파진다?

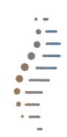

'자기충족적 예언(self-fulfilling prophecy)'이라는 개념을 아십니까?
교사가 자신이 가르치는 학생들이 성적이 오를 것이라고 기대하
면 실제로 그 기대에 부응해 학생들이 수업 시간에 높은 성취도
를 나타낸다는 것입니다. 마치 예언가가 미래를 내다본 것처럼
예언이 실현되는 경우를 우리는 주변에서 종종 보게 됩니다.

　그런데 통증 역시 자기충족적 성격을 갖고 있습니다. 진료실
에서 환자들을 만나다 보면 흥미로운 패턴을 발견하게 됩니다.
걱정이 많은 환자일수록 재활에 집중하지 못하고, 결국 좋은 결
과에 도달하지 못하는 케이스가 그것이죠. 마치 시험을 너무 걱
정한 나머지 공부에 집중하지 못해 정말로 시험을 망치는 학생
처럼 말입니다.

우울감과 통증은 쌍둥이

우울감과 통증은 단순한 '기분의 문제'가 아닙니다. 생물학적, 신경과학적으로 매우 밀접하게 연결되어 있습니다. 이를 **통증-우울증 악순환(Pain-Depression Continuum)**이라고 부르기도 합니다. 우울감이 통증을 더 크게 만드는 메커니즘에는 몇 가지 핵심이 있습니다.

첫째로 우울감과 통증은 신경전달물질을 공유하고 있습니다. 우리 뇌에서 통증을 조절하는 시스템과 감정을 조절하는 시스템은 세로토닌(serotonin)과 노르에피네프린(norepinephrine)이라는 신경전달물질을 공유합니다. 우울 상태에서는 이 물질들의 수치가 낮아집니다. 그 결과 뇌에서 통증을 억제하는 경로가 약화됩니다. 즉, 평소라면 무시할 수 있는 작은 통증 신호도 뇌가 훨씬 강하게 받아들이는 것입니다.

둘째로 우울감과 통증은 이를 처리하는 뇌 부위가 중첩되어 있습니다. 뇌에서 감정을 처리하고 통증의 불쾌함을 담당하는 부위들이 우울하거나 불안할 때 과활성화되면 통증 신호가 입력되었을 때 그 고통을 훨씬 더 위협적이고 견디기 힘든 것으로 해석하게 되는 것입니다.

셋째로 우울감은 중추 신경계를 예민하게 만듭니다. 이를 **중추감작(Central Sensitization)**이라고 하는데, 신경계의 역치가 낮아져서 통증에 대한 민감도가 극도로 높아지기 때문입니다. 이 단계에서는 신체적인 손상이 회복되었음에도 불구하고 뇌가 계속 통증을 느끼는 만성 통증으로 고착될 위험이 큽니다.

넷째로 우울감은 사고방식을 부정적으로 변화시킵니다. "이 통증은 절대 낫지 않을 거야." "이것 때문에 내 인생은 끝났어."라고 생각하게 만드는 것입니다. 이런 심리적 태도는 스트레스 호르몬인 코르티솔(cortisol) 분비를 촉진하고, 이는 다시 신체의 염증 반응을 일으켜 실제 통증을 물리적으로 악화시킵니다.

신경가소성: 양날의 검

문제는 앞서 언급했던 '신경가소성'이라는 개념 때문입니다. 사실 이것은 나쁜 기능이 아닙니다. 오히려 우리 뇌가 가진 놀라운 복원력이자 살아있는 활동력입니다. 뇌는 더 이상 스스로 성장을 멈추고 박제된 부위가 아닙니다. 자극에 따라 끊임없이 성장과 퇴행, 수렴과 발산을 거듭하는 살아있는 생물입니다. 한마디로 신경가소성은 뇌가 경험과 학습, 환경 변화에 따라 평생 동안 스스로를 재구성하는 능력을 말합니다. 마치 강물이 흐르면서 돌들이 강바닥을 깎고 새로운 물길을 내듯, 우리 뇌도 새로운 연결을 잇거나 기존 연결을 끊어내며 신경줄기의 방향을 줄기차게 바꾸는 거죠. 이것이 바로 우리가 새로운 것을 배우고, 정보를 기억하고, 부상에서 회복할 수 있는 이유랍니다.

그런데 문제는 이 능력이 양날의 검이라는 점입니다. 양날의 검을 쥐고 있는 무사는 무심코 남을 베다가 자칫 자신까지 벨 수도 있는 법입니다. 마찬가지로 신경가소성 역시 긍정적인 방향으로도, 부정적인 방향으로도 작동할 수 있다는 것이죠. 만성 통증 환자에게는 이 특성이 때때로 재앙적인 결과를 불러옵니다. 만성 통증 환자에게 우울증과 걱정, 불안은 동전의 양면처럼 함께 존재합니다. 한 연구에 따르면 만성 통증 환자의 약 35~50퍼센트가 불안 장애를 동반하고, 이는 통증의 강도를 높이면서 치료 반응을 떨어뜨리는 핵심 요인이 되고 있습니다. 과거엔 통증은 '감각'의 문제, 우울은 '마음'의 문제로 각각 분리해서 봤습니다. 하지만 현대 신경과학은 이 둘 사이에 '걱정'이라는 강력한 연결고리가 있다는 것을 밝혀냈습니다.

　걱정이란 무엇일까요? 그것은 미래의 위협을 마주할 때 과거의 부정적인 사건이나 감정을 머릿속에서 자동적이고 반복적으로 되새김질하는 사고 과정입니다. 마치 같은 노래를 계속 반복 재생하는 고장 난 음악 플레이어처럼 우리 머릿속에서 부정적인 생각이 끊임없이 맴돕니다. 이 걱정이 바로 신경가소성을 부정적인 방향으로 가속화하는 촉매 역할을 합니다. 걱정은 단순한 심리적 상태가 아니라 교감신경계를 지속적으로 자극하고 통증 회로를 과활성화하여 소위 예측된 고통(predicted pain)을 실제 감각으로 변환하는 강력한 생물학적 기제가 됩니다. 이를 부적응적 신경가소성의 악순환이라고 말합니다.

악순환의 고리를 끊어내야

이러한 악순환의 고리는 어떻게 이어지는 것일까요? 부적응적 신경가소성이 만드는 악순환은 마치 눈덩이가 굴러 내려가며 점점 커지는 것과 같습니다. 1단계는 통증 경험입니다. 신체적 손상이나 불편함을 처음 경험하는 단계죠. 예를 들어 허리를 다쳤다고 가정해봅시다. 그다음 2단계는 통증이 자신의 삶에 돌이킬 수 없는 영향을 미친다는 파국적 사고와 걱정에 빠지는 단계입니다. "이 통증은 영원할 거야." "지금도 이렇게 아픈데 움직이면 더 아프겠지."라는 부정적 예측이 시작됩니다. 마치 작은 구름 한 조각을 보고 곧 폭풍우가 올 거라고 확신하는 것처럼 뇌에서 감정을 처리하는 부위인 편도체가 과도하게 자극받습니다.

3단계는 공포와 회피입니다. 통증에 대한 두려움 때문에 움직임을 피하게 됩니다. 뜨거운 냄비를 만진 아이가 이후 모든 냄비를 무서워하는 것처럼 필요한 활동까지 회피하게 되죠. 그 결과 근육이 약해지고 우울감이 찾아옵니다. 마지막으로 4단계는 감각 증폭의 단계입니다. 움직임이 줄어들면 역설적으로 뇌는 더 예민해집니다. 조용한 방에서 작은 소리도 크게 들리는 것처럼 신체로부터 오는 희미한 신호조차 위협으로 해석하여 통증 역치를 낮춥니다. 이를 중추감작이라고 합니다. 결국 이 모든 단계는 하나로 연결된 문제를 낳습니다.

이러한 악순환을 끊는 방법은 뇌에 안전 신호를 보내는 것부터 시작됩니다. 뇌에 '너는 지금 충분히 안전해.'라는 긍정의 신호를 지속적으로 보내야 합니다. 어떻게 이런 신호를 보낼 수 있을까요? 감각 기반의 생활 습관, 내부 장기에서 오는 신호를 감지해 현재 상태를 파악하는 내수용 감각, 부교감신경을 활성화시키는 복식호흡이 그 답입니다. 이것들은 단순히 통증을 줄이는 진통제가 아닙니다. 신경가소성을 통해 뇌의 구조와 기능을 근본적으로 변화시키는 강력한 치료제입니다. 마치 강물의 흐름을 바꿔 새로운 물길을 만드는 것처럼 우리는 뇌의 회로를 다시 배선할 수 있습니다.

일반인과 달라야 하는
만성 통증 환자의 재활법

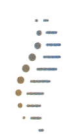

진료실에 있다 보면 많은 환자를 보게 됩니다. 가끔은 이런 환자도 계십니다. "원장선생님, 주변에서 만 보 걷기가 그렇게 좋다고 해서 저도 매일 저녁 먹고 동네 주위를 걷는데 어째 다리가 더 저려요. 왜 그런가요?" 젊은 환자도 아니고, 허리를 제대로 펴지도 못하시는 80대 어르신이 그런 하소연을 하시니 웃어야 할지 울어야 할지 모르겠습니다.

옷을 살 때 자기 체형에 맞는 사이즈를 고르는 것처럼 운동에도 각자에게 맞는 사이즈가 있습니다. 그런데 이상하게도 운동이나 재활에 관해서는 나이불문 '만능 사이즈'가 있다고 믿는 것 같아서 안타깝습니다. 20대 날씬한 청년의 몸에 맞춘 슬림한 운동복을 80대 아랫배 나오신 어르신께 입히려는 셈인 거죠.

20대의 재활과 80대의 재활이 같을 수는 없습니다. 몸이 이미 노쇠해서 조금만 움직이려 해도 여러 신체 기능에 부담을 주는 환자와 활력이 넘치고 회복력이 뛰어난 환자가 같은 재활 프로그램을 소화할 수는 없는 노릇이죠. 하지만 안타깝게도 진료 현장에서는 아직도 이런 예를 수없이 마주하게 됩니다. 허리를 제대로 펴지 못하는 80대 노모가 누가 좋다고 하니 플랭크를 열심히 하신다는 예도 심심치 않게 마주하게 되고, 지팡이를 짚으셔야 할 정도로 하체에 힘이 없는 70대 아버님께서 걷기가 좋다는 말에 허리춤에 만보계를 차고 하루 두 시간을 걸으신다는 믿지 못할 이야기도 듣습니다. 이런 경험이 제가 이 책을 쓰는 데 큰 동기가 되었습니다.

새로운 대안, 인지기능치료

대체 왜 이런 말도 안 되는 일이 일어나는 걸까요? 우리가 접하는 건강 정보의 대부분이 '젊고 건강한 사람이 더 건강해지기 위한' 방법이라는 사실 때문입니다. 마치 이미 튼튼한 건물을 더 높이 쌓아 올리는 방법만 알려주고, 금이 간 오래된 건물을 조심스럽게 보수하는 법은 가르쳐주지 않는 것과 같다고 할 수 있죠. 재활이론이 잘못된 게 아니라 그 이론을 잘못 적용하고 있는 겁니다. 그렇다고 환자에게 아무것도 하지 말라는 건 더 위험합니다. 무엇인가를 하지 말라는 전문의의 권고는 급성기에나 잠시 가능한 것이지 노쇠하신 분에게 그런 부정적인 지시를 하는 건 환자분의 불안감을 키워 상황을 더 나쁘게 만들 뿐입니다.

"그건 하시면 안 됩니다." 의사들이 무심코 던지는 이 한마디가 노인 환자분에게는 얼마나 무서운 독이 되는지 저는 현장에서 종종 목격합니다. 의사들의 퉁명스러운 금지어가 극도의 우울감과 불안감을 일으켜 노인 환자들의 신체적 자신감을 떨어뜨려 활동을 자제하게 만들고, 급기야 삶의 질을 낮춰서 기대수명을 줄이는 결과에 이르게 만드는 연쇄반응을 저는 매우 경계하고 있습니다. 우리에게는 '인지기능치료(Cognitive Functional Therapy, CFT)'로 유명한 피터 오설리번 교수가 2023년 영국의 유명 의학 저널인 《랜싯(The Lancet)》에 발표한 대규모 임상실험 결과도 전통적인 재활 방식이 환자에게 미치는 심리적, 정신적 문제를 극적으로 보여주고 있습니다.

오설리번이 제안한 치료법의 핵심은 놀랍도록 단순했습니다. "통증의 원인은 약해서가 아니라 너무 긴장해서입니다." 이게 무슨 뜻일까요? 자, 이렇게 한번 생각해 봅시다. 척추관협착증으로 다리가 저리는 80대 할머니 환자분에게 전통적 재활 프로그램은 이렇게 조언합니다. "코어가 약하니 플랭크를 하세요." 이 말을 들은 할머니는 이미 허리에 잔뜩 힘을 주고 플랭크를 하십니다. 마치 이미 꽉 조인 수도꼭지를 더 세게 조이는 격입니다. 아무리 애를 써도 물은 더 안 나올 뿐입니다.

반면 인지기능치료는 정반대로 접근합니다. "할머니, 지금 허벅지가 마르는 건 허리가 약해서가 아니에요. 허리에 너무 힘을 주셔서 다리로 가는 신호가 막힌 거예요. 그러니까 우선은 긴장부터 풀어야 합니다." 저 역시 임상에서 환자가 과도하게 긴장해서 통증을 느끼는 케이스를 많이 봅니다. 사서 고생하는 격입니다. 고령의 협착증 환자에게는 전통적인 재활 프로그램보다는 오설리번의 인지기능치료 프로그램이 더 적합합니다. 늘 근육이 과도하게 긴장하고 있는 와중에 몸에 더 힘을 줘야 하는 재활 방식은 허리에 통증만 더 가져다줄 뿐이죠. 너무나 안타까운 일입니다. 전통적인 재활 프로그램과 인지기능치료 프로그램의 접근법은 전혀 다릅니다.

그럼 만성 통증 환자에게 적용할 수 있는 인지기능치료 프로그램은 어떻게 이뤄질까요? 방법은 부드럽습니다. 먼저 누워서 배로 숨을 쉽니다. 호흡은 긴장된 복근을 풀어주는 첫 번째 단계입니다. 그다음 앉았다 일어서기 연습을 수행합니다. 단 환자분에게 이렇게 조언합니다. "허리에 힘주지 마세요. 입으로 후~ 숨을 내쉬면서 발바닥으로 바닥을 밀고 일어나세요. 허리가 아니라 허벅지로 민다는 느낌으로요." 마치 잠든 아이를 깨우듯 오랫동안 신호를 받지 못해 잠들어버린 허벅지 근육을 조심스럽게 천천히 깨워야 합니다.

인지기능치료의 3요소

인지기능치료의 첫 번째 열쇠는 '통증의 재해석'입니다. "디스크가 터졌어요." "뼈가 다 닳았어요."라는 구조적 진단에만 매달리지 않고 의사가 환자에게 이렇게 묻는 것을 권장합니다. "요즘 잠은 잘 주무세요? 스트레스는 없으세요? 움직일 때 혹시 무섭지 않으세요?" 환자는 통증에 막연한 두려움을 갖지 않는 게 중요합니다. 수면 부족이나 스트레스, 두려움이 통증을 증폭시킨다는 사실 역시 환자가 알고 있어야 할 부분입니다. 통증은 단순히 고장 난 부품의 문제가 아니라 온 몸과 마음이 보내는 복합적인 신호인 것입니다.

두 번째 열쇠는 '노출과 조절'입니다. 환자분이 두려워하는 움직임에 조금씩 도전하는 겁니다. 통증에 딴지를 거는 거죠. 언제까지 통증을 피하면서 숨을 순 없습니다. 적절한 통증은 겪어서 이겨내야 합니다. 허리 굽히기가 무서울 땐 아주 작은 범위부터 시작합니다. 핵심은 과거처럼 이를 악물고 숨을 참으며 하는 게 아니라 이완된 상태에서 호흡을 유지하며 움직이는 것입니다.

마지막 세 번째는 '생활양식의 변화'입니다. 잠과 운동 그리고 스트레스 관리를 통해 온 신경계의 예민도를 낮추는 데 초점을 맞추는 거죠. 몸이 늘 경계 상태에 있으면 작은 자극에도 과민하게 반응할 수밖에 없으니까요. 저는 통증을 아토피에 비유합니다. 여러 원인이 있지만 전체적으로 아토피는 쓸데없이 면역계가 과민하게 반응해서 만들어지는 질환입니다. 통증도 똑같습니다. 과도하게 통증에 반응하는 건 도리어 통증을 계속 증폭할 뿐이죠. 노쇠한 척추는 더 강한 근육이 아니라 더 현명한 이완이 필요합니다. 마치 오래된 나무를 살리려면 가지를 더 붙이는 게 아니라 뿌리에 물과 영양을 주어야 하는 것처럼 말이죠.

남의 운동을 따라하면
안 되는 이유

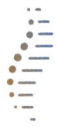

유튜브를 보면 '만성 요통에 좋은 운동'이라며 각종 운동법을 소개하는 영상들이 넘쳐납니다. 한번 보면 알고리즘 추천 모드 때문에 계속 보게 됩니다. 누가 보더라도 건강미를 뿜뿜 뿜내는 강사가 경쾌한 음악에 맞춰 동작을 시연하고는 "자, 여러분도 하실 수 있어요. 이렇게만 하시면 통증이 사라집니다."라고 자신 있게 말합니다. 그런데 여러분, 어떠세요? 정말 영상 속 동작을 반복해서 허리가 낫던가요? 분명 똑같이 따라 하고 있는데, 이상하게도 통증은 나아지지 않고 오히려 더 심해지지는 않았나요?

지금 우리 뇌에서 벌어지고 있는 일

우리 뇌 속에는 몸의 지도가 있습니다. 마치 자동차 내비게이션처럼 손과 발, 허리, 어깨 등 각 부위가 명확하게 구획된 정밀한 지도가 들어있는 거죠. 이 지도 위에는 실시간 각종 정보가 붙거나 삭제되면서 우리 삶의 복잡한 데이터가 쌓이는 겁니다. 그런데 통증이 오래 계속되다 보면 이 지도가 왜곡됩니다. 마치 오래된 낡은 지도처럼 경계가 불분명해지고 루트가 엉키게 되죠. 조금 어려운 용어지만, 의학에서는 이를 **피질 스머징**(cortical smudging)이라고 합니다. 피질 스머징이 일어난 뇌는 허리를 담당하는 구역을 엉덩이나 등을 담당하는 구역과 뒤섞여 버립니다.

예를 들어봅시다. 만성 요통 환자가 허리를 펴고 앉는다고 생각할 때, 피질 스머징으로 왜곡된 뇌는 정확히 어디가 허리고 어디가 엉덩이인지 헷갈리기 시작합니다. GPS가 100미터 오차로 엉뚱한 곳을 가리키는 것처럼 뇌는 정작 아무 관련도 없는 허리 근육에 잘못된 신호를 보내는 겁니다. 결과적으로 환자는 허리를 펴고 앉아 있다고 믿지만, 실제로는 허리 근육을 과도하게 긴장시키거나 골반을 비틀고 있을 가능성이 높은 거죠. 뇌에 입력되는 감각 정보 자체가 이미 왜곡되어 있으니 출력되는 움직임 역시 비틀어질 수밖에 없습니다. 결국 유튜브의 강사가 보여주는 운동을 그대로 따라 한다는 건 고장 난 내비게이션으로 목적지를 찾으려는 것과 같은 거죠.

내 머릿속의 지우개

통증이 찾아오면 우리 몸은 본능적으로 움츠러듭니다. 아픈 부위를 보호하기 위해 주변 근육에 긴장을 줘서 힘을 주는 지극히 자연스러운 동작입니다. 몸 어느 한구석이라도 아프면 나도 모르게 이를 악무는 것도 이와 같은 메커니즘이죠. 그런데 문제는 통증이 사라진 뒤에도 이 긴장이 풀리지 않는다는 것입니다. 마치 손에 쥔 주먹을 너무 오래 쥐고 있어서 펴는 법을 잊어버린 것처럼 말이죠. 이를 전문 의학용어로는 **감각운동 기억상실**(sensory motor amnesia)이라고 부르죠. 뇌가 특정 근육을 이완하는 법을 기억의 저편으로 밀어낸 것입니다. 통증을 피하려고 무의식적으로 취했던 웅크린 자세가 나도 모르게 습관이 되고, 어느새 뇌는 그 긴장 상태를 정상으로 받아들이게 됩니다.

그래서 진료실에서는 매일 같이 웃픈 상황이 종종 연출되곤 합니다. 허리 통증으로 내원하신 환자에게 힘을 빼보시라고 말씀드려도 근육이 전혀 반응하지 않죠. 정작 환자 본인은 자신이 힘을 빼고 있다고 착각합니다. 제가 해당 근육을 만져서 그곳에 힘이 들어가 있다는 것을 느끼게 해드리면 화들짝 놀라시는 경우가 많습니다.

흔히 더 큰 외부 신호가 미세한 신호를 덮어버리는 상황을 **베버 법칙**(Weber's law)으로 설명합니다. 베버 법칙을 간단히 설명하면 이렇습니다. 조용한 도서관에서는 누군가 속삭이는 소리도 크게 들리죠. 반면 콘서트장에서는 옆 사람이 나에게 고함을 질러야 겨우 알아듣습니다. 처음 받는 자극이 약하다면 작은 변화와 미세한 자극도 금세 느낄 수 있지만, 처음 들어온 자극이 강하면 큰 변화, 큰 자극이 있어야만 인지할 수 있다는 원리죠. 흔히 시끄러운 공사장에서는 전화벨 소리가 들리지 않는 것과 같은 이치라고 보시면 됩니다.

이처럼 만성 통증 환자 역시 이미 근육 긴장도가 높은 상태에서 미세한 움직임으로는 자세 변화를 줄 수 없게 됩니다. 배경 소음이 이미 큰 상태에서 미세한 움직임의 오류나 불필요한 근육의 개입을 알아차릴 가능성은 높지 않은 거죠. 환자분은 똑같은 동작을 한다고 믿지만, 실제로는 큰 겉근육을 과도하게 사용하며 관절을 압박하고 있는 것입니다. 정작 중요한 속근육, 즉 코어는 제대로 작동하지 않기 때문에 척추는 점점 더 불안정해집니다. 더 큰 문제는 이런 상황에서 무리하게 운동을 수행할 때 발생합니다. 이런 상태에서 일반적인 근력 운동을 하면 잘못된 움직임 패턴만 더 단단하게 굳어질 뿐입니다. 비뚤어진 기초 위에 벽돌을 쌓는 것과 같다고 할까요? 아무리 많이 쌓아도 탑은 안정적이지 못하고 피사의 사탑처럼 기울어질 뿐입니다.

뇌 지도 다시 그리기

그렇다면 어떻게 해야 할까요? 코어 인지가 해답입니다. 운동 치료는 반드시 인지부터 시작되어야 합니다. 운동 전에, 이완된 상태에서 자신의 몸을 제3자처럼 관찰하는 시간이 필요한 것이죠. '내가 지금 정말 힘을 뺀 상태일까?' '허리가 정말 곧게 펴져 있을까?' 왜곡된 감각을 바로잡고, 올바른 자세가 무엇인지 다시 배워야 합니다. 머릿속 지우개의 존재를 인식하고 코어 인지부터 새롭게 시작하는 거죠. 이게 제가 만든 코어 인지 훈련의 첫 단계는 '바로 선 자세'입니다.

다음은 뇌의 지도를 다시 그리는 작업이 따라야 합니다. 아주 느리고 작은 움직임으로 흐려진 지도를 선명하게 만드는 것이죠. 척추관 협착증이나 만성 통증으로 보행이 불안정해진 환자는 처음부터 다시 시작해야 합니다. 마치 어린아이가 걸음마를 배우듯, 쉬운 동작부터 뇌를 재학습시켜야 합니다. 이것이 코어 인지 훈련의 '체중 이동'입니다. 힘을 빼고 서서 부드럽게 체중을 이동할 수 있어야 비로소 일반적인 근력 강화 운동을 시작할 수 있습니다. 만성 통증 환자는 불합리한 긴장으로 코어 인지가 매우 약한 상태입니다. 따라서 코어 인지가 정상적인 사람이 하는 운동을 따라하는 것은 금방 무너질 모래성을 쌓는 것과 같습니다.

바꾸어 말하면 몸을 구부정하게 긴장하고 서 있는 것이 습관인 사람은 구부정하게 서 있는 하드웨어와 구부정하게 움직이는 소프트웨어를 가지고 있다고 말할 수 있습니다. 이런 사람이 갑자기 몸을 펴고 긴장을 풀고 서게 되면 하드웨어는 바뀌었는데 몸을 움직이는 뇌의 작용 소프트웨어는 그대로인 것과 마찬가지입니다. 따라서 우리가 이완된 자세로 활동하기 위해서는 체중 이동과 코어 인지를 통해서 뇌의 작용 즉 소프트웨어를 먼저 업데이트해야 합니다.

물론 보행 속도가 정상이고 몸이 흔들리지 않는 단순 통증 환자라면 이런 접근이 필요 없을 수도 있습니다. 하지만 대부분의 만성 통증 환자는 자신도 못 느끼는 불필요한 긴장과 약한 코어 인지를 가지고 있습니다. 그렇다고 불가능한 건 아닙니다. 여러분이 무거운 짐을 나르는 일을 해야 하거나 운동선수처럼 높은 신체 능력을 원하는 게 아니라면, 인지와 재학습 단계만으로도 충분히 만족스러운 결과를 얻을 수 있으니까요. 자신이 느끼지 못했던 나쁜 습관만 고쳐도 통증은 저절로 개선되고, 통증을 부르는 행동을 스스로 피할 수 있는 능력이 생깁니다. 우리 몸은 그만큼 놀라운 복원력을 갖고 있습니다.

운동은
속근육 인지부터

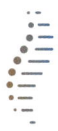

제가 재활과 스포츠운동학에 관심을 가지면서 복횡근과 다열근을 강조하는 프로그램을 찾았으나 허사였습니다. 시중에 나온 책들을 뒤져봐도 이와 관련한 운동은 찾아볼 수 없었죠. 피트니스 관점에서 언급되는 코어라는 표현은 대부분 복직근이나 척추기립근 같은 겉근육만을 지칭하는 데 쓰였습니다. 아마도 스포츠재활에 접목한 트레이너들이 대부분 근육과 관련한 해부학적 이해가 부족하지 않았나 싶더군요. 그런데 의학적 관점, 특히 척추 안정화의 관점에서 볼 때 겉근육도 물론 중요하지만 속근육을 먼저 인지하는 프로그램이 절실하게 필요하다는 걸 확인하게 되었습니다.

속근육부터 인지해야 합니다

누누이 말씀드리지만, 척추 건강의 핵심 열쇠는 '1차 코어' 즉 속근육에 있습니다. 이 근육군은 몸의 깊은 곳에 위치하여 척추뼈 자체를 직접 지지하고 보호하는 역할을 담당하기 때문이죠. 여기서 제가 말하는 속근육은 복횡근과 다열근을 지칭합니다. 이 1차 코어 근육은 폭발적인 힘을 내는 근육이라기보다는 평소 호흡과 움직이는 상태에서 최소한의 힘으로 자세의 유지를 지속적으로 가능하게 만들어 주는 근육입니다. 따라서 우리가 의식적으로 힘을 준다고 해서 소위 '펌핑'감을 느끼기 어렵죠. 바로 이 점 때문에 많은 환자와 트레이너 들이 1차 코어 훈련을 간과하는 우를 범합니다.

복횡근은 복부의 가장 안쪽에 위치한 근육으로 복부를 복대처럼 가로 방향으로 두르고 있습니다. 이 근육은 수축 시 복강 내압을 조절하면서 마치 천연 코르셋처럼 척추를 앞뒤에서 감싸 안는 역할을 한답니다. 이 복횡근이 두르는 원통이 견고하게 유지될 때 척추가 중력을 이기며 바로 설 수 있습니다. 척추뼈는 몸통의 뒤쪽에 치우쳐 있기 때문에 이 원통이 제 기능을 못한다면 구조적으로 감당할 수 없는 힘을 받을 수밖에 없습니다. 또한 다열근은 척추뼈 사이를 연결하는 아주 작은 심부 근육으로 척추의 미세한 움직임을 감지하고 조절하는 센서 역할을 합니다. 다열근의 위축은 만성요통 환자에게서 공통적으로 발견됩니다. 이는 척추의 분절 불안정성을 유발하는 주된 원인으로 꼽히죠.

　반면 2차 코어는 대흉근, 광배근, 복직근, 척추기립근과 같은 대근육군을 지칭합니다. 이들은 몸을 움직이고 무거운 물건을 드는 데 폭발적인 힘을 내지만, 척추를 미세하게 안정시키는 능력은 상대적으로 떨어집니다. 속에서 척추를 꽉 잡아주지 못하는 상태에서 겉근육만 강하게 수축하면, 척추 디스크와 후관절에 가해지는 압박력이 급격히 증가합니다. 따라서 1차 코어가 약화된 상태에서 윗몸 일으키기나 무거운 데드리프트 등 무리하게 2차 코어를 강화하려는 시도를 하면 척추 건강에 치명적일 수 있습니다. 운동선수의 트레이닝과 일반인의 훈련 목표는 마땅히 달라야 합니다. 운동선수는 시합을 뛰면서 퍼포먼스를 위해 겉근육을 중심으로 단련해야 하지만, 요통 환자나 일반인은 속근육의 인지를 통해 척추를 보호하는 것부터 이뤄져야 하는 거죠.

허벅지에 당김을 느끼시나요?

실제 코어 인지 훈련을 할 때는 허벅지 앞쪽에 당기는 느낌을 가지는 것이 중요합니다. 실제 요가나 필라테스를 고도로 훈련한 사람들은 비교적 쉽게 속근육을 인지할 수 있습니다. 반면 만성 통증 환자가 단기간의 노력으로 직접 속근육 인지에 도달하기는 매우 어렵지요. 그래서 재활 초기 속근육 인지는 비교적 느끼기 쉬운 겉근육부터 허벅지 앞쪽에서 느끼는 게 현명합니다. 여기서 허벅지 앞쪽이 당겨지는 느낌 텐션은 단순히 대퇴사두근에 힘을 주라는 뜻이 아닙니다. 도리어 아랫배(코어)가 척추를 고정한 상태에서 하지가 움직일 때 발생하는 장력을 의미합니다.

이유는 간단합니다. 코어 인지가 이뤄지면 복횡근은 어느 정도 수축된 상태를 유지하면서 골반이 안정화되기 때문이죠. 이 상태에서 걸음을 옮기면, 대퇴골이 움직일 때마다 골반에 부착된 대퇴사두근이 팽팽하게 당겨지는 텐션을 느끼게 되는 거죠. 만일 코어 힘이 없으면 다리를 움직일 때 골반이 따라 움직일 수밖에 없습니다. 허벅지 텐션이 느껴진다는 것은 허리가 고정되어 있다는 증거입니다. 이러한 이유로 협착증 환자분에게서 허벅지 앞쪽 근육의 근력 감소 현상이 두드러지게 나타나는 겁니다. 허벅지 앞쪽에 텐션을 느끼는 인지는 동적인 동작에서도 코어 인지를 유지하는 것보다 훨씬 수월하기 때문에 초기에는 권장할 만합니다.

만성 통증 환자를 비롯한 일반인에게는 근육을 키우는 것보다 근육이 있음을 느끼는 인지 능력이 훨씬 중요합니다. 이는 근비대를 목표로 하는 보디빌딩과는 근본적으로 다르죠. 오히려 요가나 명상 혹은 태극권과 같이 신체의 정렬과 균형을 미세하게 조절하는 수련에 가깝습니다. 많은 환자가 "운동을 열심히 했는데 왜 허리가 더 아프죠?"라고 하소연하시곤 합니다. 이는 코어를 인지하지 못한 채 겉근육만 썼기 때문입니다. 오랜 좌식 생활로 감각 기억상실에 빠진 상태에서는 아무리 좋은 운동을 해도 해당 근육이 아닌 보상 근육만 사용할 뿐입니다. 따라서 치료의 첫 단계는 무조건 약해진 근육을 강하게 만드는 게 아니라 뇌와 근육 사이의 끊어진 연결을 다시 이어주는 재교육이어야 하는 것입니다.

허리를 살리는
코어 인지

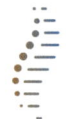

여러분은 지금 배에 힘을 주고 있으신가요, 아니면 빼고 있으신가요? 이 질문에 확신 있게 답하실 수 있다면, 여러분의 허리는 안전하다고 말할 수 있습니다. 반면 대부분의 사람은 자신이 힘을 주고 있는지조차 정확히 알지 못하죠. 뇌와 허리 사이에 연결된 통신선이 끊어진 채 살아가고 있는 것과 같습니다. 제가 줄기차게 코어 인지를 '어웨어니스(awareness)'의 개념에서 보지 않고 '코그니션(cognition)'의 개념에서 보는 이유가 여기에 있습니다. 코어 인지는 단순히 배에 힘을 주어 버티는 코어 근력과는 전혀 다른 개념입니다. 여기서 '인지'라는 건 우리가 의식적으로 알기 전부터 뇌와의 통신으로 시작된다는 의미입니다.

평소 "배에 힘 줘!"라는 말을 흔히 듣는데, 사실 코어 인지는 그 이전 단계부터 시작됩니다. 힘을 주기 전에 내 허리가 지금 어디에 있는지, 어떤 상태인지를 '느끼는' 과정이 먼저 시작되는 거죠. 이 과정은 마치 어둠 속에서 물건을 찾는 것처럼 불을 '켜야'(감각) 물건을 '잡을'(운동) 수 있는 것과 같습니다. 감각 없이 힘만 주는 건 어둠 속에서 손을 휘젓는 것과 다르지 않으니까요. 결국 코어 인지란 뇌가 척추 깊숙한 곳의 근육 특히 복횡근을 감각적으로 인식하고, 의식하지 않아도 반사적으로 조절하는 능력을 말합니다. 이는 하드웨어(근육의 크기)가 아니라 소프트웨어(뇌와 근육의 연결)에 초점을 맞춘 개념입니다. 젊고 건강한 사람에게도 만성 통증에 시달리는 노년층에게도 모두 필요한 능력, 그것이 바로 코어 인지라고 할 수 있죠.

코어 인지는 무의식적으로 시작됩니다

뜬금없는 주장이 아닙니다. 척추 안정성 연구의 권위자인 판자비 교수는 척추가 흔들리는 상황, 즉 미세불안정성을 잡는 데 최대 근력의 5~10퍼센트면 충분하다고 말했습니다. 마치 실 하나로 거대한 연을 자유자재로 조종하듯, 작은 힘만으로도 척추는 안정될 수 있다는 겁니다. 문제는 그 힘을 언제, 어디에, 얼마나 써야 하는지 뇌가 이미 알고 있고, 모른다면 알아야 한다는 것이죠. 이것이 바로 코어 인지, 즉 코어 코그니션입니다. 그래서 '코어 인지가 깨어있다'라는 말은 뇌가 척추의 미세한 움직임을 실시간으로 모니터링하고 있다는 뜻입니다. 여기서 중요한 것은 이 모니터링이 '무의식적'으로 일어난다는 점입니다. 팔을 움직일 때 뇌가 무의식적으로 팔보다 0.03초 정도 빠르게 복횡근을 수축시키고 척추에 닿는 힘을 줄입니다. 앞서 이 과정을 우리는 '피드포워드 컨트롤'이라고 배웠죠.

이런 시스템은 헬스장에서 열심히 복근 운동을 하는데도 왜 허리는 여전히 아픈지 그 이유를 설명해 줍니다. 오래 앉아 있거나 통증이 계속되면 뇌에 이상한 일이 벌어지기 시작합니다. 복횡근으로 가는 신경 회로가 흐릿해지는 '피질 스머징'이 일어나는 겁니다. 앞서 설명한 것처럼, 피질 스머징은 뇌 지도가 번지는 현상이라고 보면 됩니다. 이는 근육이 약해져서가 아니라 뇌가 그 근육으로 가는 길을 잊어버렸기 때문이라는 걸 뜻합니다. 비유하자면 이렇습니다. 오랫동안 연락하지 않은 친구의 전화번호를 기억하지 못하는 건 그 번호가 내 머릿속 어딘가에는 있는데 그 정보를 찾아내지 못하는 것과 같은 거죠. 근육은 그대로 있지만, 뇌의 기억 속에서 근육에 대한 정보가 사라진 거죠. 앞서 이를 '감각운동 기억상실'이라고 언급했습니다.

유일한 해결책은 코어 인지 회복

제가 주장하는 '지속 가능한 허리'를 만드는 방법은 코어 인지를 회복하는 것입니다. 하드웨어를 키우는 게 아니라 소프트웨어를 업데이트하는 것이죠. 이를 위해서는 코어 인지 훈련, 즉 복횡근 감각 재교육이 필요합니다. 뇌를 고치는 게 아니라 뇌의 시스템을 정상화하는 것이죠. 호흡 훈련부터 우울증 조절, 통증에 대한 잘못된 신념 제거, 몸의 긴장 해소에 이르기까지 이 모든 것이 함께 이루어져야 합니다. 마치 오케스트라의 악기들이 조율되어야 아름다운 음악이 나올 수 있는 것처럼 말이죠. 저는 이 과정을

구분	체크 항목	올바른 상태	잘못된 상태
기본 자세	턱의 위치	목 쪽으로 당겨짐(살짝 이중턱)	앞으로 쭉 빠짐(거북목)
	어깨 긴장도	힘을 빼고 툭 떨어뜨림	귀 쪽으로 으쓱 올라감
	척추 라인	위아래로 길게 늘어나는 느낌	뒤로 젖혀져서 허리가 집히는 느낌
코어 상태	복부 감각	양쪽으로 당겨지는 느낌	숨을 참거나 배를 쑥 집어넣음
	호흡	편안하게 대화 가능	숨이 가쁘거나 멈춤
체중 분산	가장 중요	허벅지 앞쪽의 묵직함	종아리의 당김, 발뒤꿈치 통증
	팔꿈치	45도 정도 살짝 굽힘(긴장 완화)	뻣뻣하게 일자로 펴짐
보행 습관	발 착지	부드럽게 뒤꿈치부터 사뿐히	발바닥 전체로 쿵쿵
	소리	조용함(ninja walk)	쿵쾅거림(elephant walk)

코어인지치료(Core Cognition Therapy, CCT)라 명명했습니다.

1) 체중 이동

제가 권하는 훈련법은 단순해 보이지만 매우 정교합니다. 그 첫 번째가 바로 '체중 이동' 운동입니다. 무릎을 완전히 펴지 않은 상태, 2~3도 정도만 굽힌 상태에서 선 채로 팔꿈치를 45~90도로 굽힙니다. 이때 몸의 무게 중심이 발 전체에 고르게 퍼지는 것을 느껴야 합니다. 이 상태에서 천천히 무게중심을 몸의 한가운데로 가져옵니다. 이때 중요한 건 견갑골과 상체에 힘이 완전히 빠져야 한다는 겁니다. 엉덩이 근육도 이완되어야 합니다. 호흡은 최대한 자연스럽게, 천천히 들이쉬고 내쉽니다.

긴장을 풀고 선 다음 한쪽 다리에 체중을 싣는다고 '생각만' 하고 몸의 어느 곳에도 힘을 주지 않은 채 최대한 이완합니다. 처음 시행한 사람은 생각을 시작한 지 3~4초 정도 지나면 움직임이 시작되고, 체중을 충분히 이동하는데 10초 정도 소요되기도 합니다. 이렇게 하려면 정신적 긴장을 풀어야 합니다. 긴장하면 체중 이동이 어렵습니다.

정확하게 시행되면 저절로 체중이 이동한 것이 발에 떨어지는 압력의 변화로 느껴집니다. 처음 이 동작을 할 때는 거의 못 느낄 정도로 아주 미미한 압력 변화로만 느껴지게 됩니다. 그리고 익숙해지면 한쪽 발에 6:4 정도로 체중을 실은 상태에서 2~3초 정지하고 다시 5초 동안 천천히 반대쪽 발로 6:4 비율로 체중이 이동하는 게 발에서 느껴질때 까지 체중을 싣겠다는 '생각만' 유지합니다. 여기서 핵심 포인트는 체중을 옮기는 과정에서나 한쪽 발에 체중을 실은 상태에서 어깨나 엉덩이에 추가로 힘이 들어가서는 안 된다는 겁니다. 그리고 동작을 하는 동안 정면에서 봤을 때는 어깨가 좌우로 기울어지지 않아야 합니다. 이완된 상태에서 균형을 잡아야 하고, 동시에 허벅지에 힘이 들어가는 느낌은 계속 유지되어야 합니다. 이렇게 6:4가 어느 정도 익숙해지면 이번에는 8:2까지 체중 이동을 시도합니다.

이 동작을 해보면 아시겠지만, 체중 이동이 사실 생각처럼 쉽지 않습니다. 근육이 조금이라도 과도하게 긴장하면 몸이 그쪽으로 기울어지거나 회전하기 마련입니다. 발바닥의 체중도 한쪽으로 쏠릴 수밖에 없습니다. 그래서 기울어짐과 쏠림, 긴장, 굽어짐이 일절 생기지 않도록 하면서 양쪽 허벅지에 힘을 균일하게 느끼며 균형을 잡으려고 반복적으로 노력하는 게 처음부터 되는 건 아닙니다. 마치 자전거 타는 법을 배우는 것처럼 처음에는 균형점을 찾지 못해 비틀대고 한쪽으로 넘어지지만, 반복하다 보면 어느 순간 자전거가 도로 위를 미끄러지듯 가볍게 굴러가는 법을 터득하게 됩니다.

실제로 동작을 해보면 몸이 저절로 움직이는 신기한 느낌이 듭니다. 정신적 긴장만 이완되어 있다면 누구나 1분 안에 느낄 수 있습니다. 인간의 신체가 의식적인 근육 수축의 명령 없이 오로지 생각이나 심상만을 통해서 물리적으로 움직일 수 있는 현상은 고전적으로 관념운동 현상으로 정의되었습니다. 이런 관념운동을 통해 우리는 겉근육은 이완하면서도 속근육에는 힘 들어가 있는 코어 인지를 느낄 수 있게 됩니다.

2) 코어 인지의 핵심, 감각운동 인지의 공고화

두 번째 단계는 감각운동 인지의 공고화(Sensorimotor Awareness Consolidation for TrA Stability)라고 부르는 과정입니다. 이 과정이 코어 인지의 정수입니다. 어렵게 들리지만 핵심은 간단합니다. 복횡근이 저절로 척추를 잡아주도록 몸의 감각과 뇌의 인지를 하나로 굳히는 과정이라는 뜻이죠.

일단 환자는 배 안쪽이 살짝 조여지는 미묘한 감각을 의식적으로 알아차려야 합니다. 체중 이동 훈련을 할 때 허벅지 앞쪽이 묵직해지면서 아랫배가 은은하게 팽팽해지는 그 느낌, 그것이 복횡근이 깨어나고 있다는 신호입니다. 이 단계가 감각운동 자각(Sensorimotor Awareness)에 해당하죠.

다음은 반복입니다. 서 있을 때나 걸을 때, 물건을 집을 때, 의자에서 일어날 때와 같이 일상의 모든 동작에서 그 감각을 다시 불러오는 연습을 합니다. 처음에는 온 신경을 집중해야 겨우 느껴지던 것이, 2~3개월 꾸준히 반복하면 뇌에 새로운 신경 경로가 굳어지기 시작합니다. 뇌의 변화는 2주 만에 관찰된다는 연구 결과도 있습니다. 마치 운전을 처음 배울 때는 핸들과 페달과 백미러를 동시에 챙기느라 머리가 쥐가 날 지경이지만, 숙달되면 라

비교 모델	전통적 근력 강화 모델	이대영의 코어 인지 모델
핵심 철학	"더 강한 근육이 척추를 잘 지지한다."	"더 똑똑한 속근육이 척추를 잘 보호한다."
주요 타깃	외재적 대근육(복직근, 척추기립근)	내재적 심부 근육(복횡근, 다열근)
작동 원리	수의적 수축, 고강도 부하	반사적 활성화, 미세 조정, 피드포워드
운동 방식	플랭크, 윗몸일으키기, 데드리프트	호흡 훈련, 바른 서기, 체중 이동
치료 목표	통증 감소 및 근비대	고유수용성감각 회복 및 움직임 패턴 교정, 기대수명 증가

디오를 들으며 차선을 바꾸는 것처럼요. 이 과정이 바로 공고화(consolidation)입니다.

공고화가 완성되면 어떤 일이 벌어질까요? 여러분이 의식하지 않아도 뇌가 알아서 움직임보다 0.03초 먼저 복횡근을 수축시킵니다. 걸을 때도, 재채기를 할 때도, 무거운 택배 상자를 들어 올릴 때도 척추는 이미 안전벨트를 매고 있는 상태가 되는 것이죠. 이것이 코어 인지가 살아있는 상태, 곧 복횡근 안정성(TrA Stability)이 확보된 상태입니다.

결국 코어 인지 훈련이란 감각을 깨우고(자각), 반복을 통해 뇌에 새기고(공고화), 마침내 무의식의 영역으로 넘기는(자동화) 과정입니다. 근육을 키우는 게 아니라 뇌의 소프트웨어를 업데이트하는 것입니다.

따라서 코어 인지란 뇌가 척추를 보호하기 위해 심부 근육들을 무의식적이고 반사적으로 동원하는 신경학적 프로그래밍을 의미합니다. 코어 인지가 떨어지면 생활 습관은 바로 나빠질 수밖에 없어요. 앉는 자세와 걷는 자세, 물건을 드는 방식 등 모든 것이 무너져 버리죠. 마치 집의 기초가 약하면 아무리 근사하게 인테리어를 해도 금이 가고 붕괴되는 것과 같습니다. 반대로 코어 인지가 살아나면 모든 것이 긍정적인 방향으로 달라집니다. 특별히 노력하지 않아도 자세가 바르게 잡히고 오래 앉아도 허리가 덜 아픕니다. 무거운 물건을 들어도 허리에 무리가 가지 않고 안전하게 운반할 수 있죠. 코어 인지는 단순한 운동법이 아니라 여러분의 몸이 가진 본래의 지혜를 깨우는 작업입니다.

　반복적인 훈련을 통해서 코어 인지를 유지하면서 일상 생활 습관을 개선해야 합니다. 실제 진료 환경에서 생활 습관이 중요하다는 말을 하고 많이 듣게 되지만, 의사는 그간 소극적 금지만 할 뿐 생활 습관이 왜 나빠지는지 생활 습관을 어떻게 개선해야 하는지 잘 설명할 수 없었습니다. 만성 요통 환자나 척추 불안정성을 가진 환자의 경우, 이러한 피드포워드 컨트롤이 지연되거나 소실된 양상을 보이는데, 팔다리가 움직인 후에야 허리 근육이 뒤늦게 수축하거나, 아예 수축하지 않아 척추 관절과 디스크가 고스란히 충격을 받게 됩니다. 이런 것들도 환자들은 못 느끼지만 코어 인지가 떨어져서 생긴 환자의 나쁜 생활 습관이라 해석할 수 있습니다.

　그리고 현대인의 척추 건강을 위협하는 가장 큰 요인은 특정 행동의 반복으로 인한 신경계의 가소성 변화, 즉 '나쁜 습관의 내재화'입니다. 사무직 회사원이 의자에 앉아 한 자세를 줄곧 유지하거나 핸드폰을 똑같은 자세로 보는 버릇을 들이게 되면 자신도 모르게 나쁜 자세를 뇌에 새기는 결과를 가져오고, 결국은 허리를 망가뜨리게 됩니다.

우리는 이런 신경가소성을 긍정적인 방향으로 활용할 수 있습니다. 새로운 행동을 꾸준히 반복하면 뇌에 새로운 신경 경로가 형성되고 점차 강화됩니다. 이 과정에서 성취감과 동기가 중요합니다. 우울감은 신경계 가소성을 부정적 방향으로 이끌기 때문입니다. 코어 인지 훈련을 지속적으로 하면 의식하지 못하는 사이에 뇌에 새겨진 자세가 좋아지면서 통증도 줄어들고 생활 습관도 저절로 개선됩니다.

Summary

4부 | 새로운 출발, 코어 인지

- 부동(不動)의 위기: 현대인의 허리는 많이 써서 닳는 것보다 장시간 움직이지 않고 앉아 있는 '부동' 때문에 더 망가집니다.
- 뇌 지도의 왜곡: 장시간 앉아 있으면 뇌가 허리 근육의 지도를 잊어버리는 '피질 스머징'과 '감각운동 기억상실'이 발생합니다.
- 감각 재학습 훈련: 몸의 긴장을 풀고 미세한 움직임을 느끼며 뇌와 근육 사이 끊어진 회로를 다시 연결하는 훈련입니다.
- 코어인지치료: 뇌를 훈련시켜 복횡근을 자동으로 수축하게 해서 척추의 동적 안정화를 도모하는 치료입니다.

"나는 몇 년 동안 허리가 좋지 않았다.
그것 때문에 물리치료를 여러 번 받아야 했다.
그런데 당시 내가 이해할 수 없었던 것은
치료사들이 왜 나에게 복부 운동을 그렇게 많이 시켰는가였다."

———

휴 잭맨

5부

허리 수행의 출발선: 숨쉬기와 눕기

호흡의 중요성

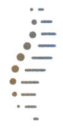

호흡과 신체의 관계 중 가장 중요하고 직접적인 부분은 자율 신경계 조절에 미치는 영향입니다. 자율신경계는 **교감신경계** (sympathetic)와 **부교감신경계**(parasympathetic)로 나뉩니다. 서로 다른 호흡 패턴은 이 두 시스템의 균형을 즉각적으로 바꿉니다. 마치 몸의 스위치를 바꾸듯이 말이죠. 교감신경계는 긴장과 경계의 상태에서 활성화됩니다. 흔히 **투쟁-도피 반응**(fight-flight response)에 사용되는 신경계죠. 이는 일시적으로는 집중력을 높이지만, 만성적으로 지속될 경우 불안감과 수면 장애 또는 소화 불량 등 다양한 스트레스 관련 증상을 야기할 수 있습니다. 반면 부교감신경계는 신체 에너지 보존이나 소화 촉진, 신체 회복에 중점을 두어 인체를 이완 및 안정 상태로 전환하는 역할을 합니다. 일상적인 평온 상태에서 활성화되며 **휴식과 소화**(rest and digest) 시스템이라고 불립니다.

허리를 살리는 복식호흡

앞서 말씀드렸지만, 호흡에는 복식호흡과 흉식호흡 두 가지가 있습니다. 먼저 **복식호흡**(diaphragmatic breathing)은 횡격막을 적극적으로 사용하여 산소를 충분히 빨아들이는 깊고 느린 호흡입니다. 들이쉴 때 배가 부풀고 폐의 하부까지 공기가 차오르며, 내쉴 땐 복부와 심부 근육이 수축하면서 공기가 밀려 나갑니다. 이러한 호흡은 폐 용량을 넓게 활용하여 더 많은 산소를 받아들이게 하고, 들숨과 날숨의 리듬을 안정적으로 만들면서 심박수와 혈압을 낮추는 부교감신경계 반응을 유도하죠. 깊고 규칙적인 복식호흡은 긴장된 어깨나 목 근육을 이완하고, 흉곽과 복부의 움직임을 통해 코어 안정성을 높이고 자세를 지지하는 역할을 하므로 신체적 수행 능력과 회복 능력에도 도움이 됩니다.

반대로 **흉식호흡**(thoracic breathing)은 주로 가슴과 어깨 주변 근육을 동원하여 폐의 윗부분만 사용하는 얕고 빠른 호흡입니다. 이 호흡 패턴은 위기 반응, 놀람, 불안, 과호흡 상태와 밀접하게 연관되어 있죠. 지속적으로 흉식호흡에만 의존하면 한 번의 호흡으로 들여오는 공기량이 적어지면서 호흡 빈도가 불필요하게 증가하고, 목과 어깨 근육의 긴장이 누적됩니다. 그 결과, 목의 압박감, 두통, 어지러움, 가슴 답답함, 만성 피로감, 불안 증상 악화와 같은 문제로 이어질 수 있죠. 얕고 불규칙한 호흡은 신경계에 긴장 상태가 계속되고 있다는 신호를 반복적으로 보내므로, 몸과 마음이 안정되지 못한 상태에 머무르게 됩니다.

이처럼 복식호흡과 흉식호흡은 단순히 들숨과 날숨의 깊이 차이를 넘어서 전신의 긴장도, 자율신경계의 균형, 감정 조절 능력, 체력 유지 방식에까지 영향을 미칩니다. 복식호흡은 심리적, 생리적 안정을 강화하고, 흉식호흡은 각성 상태를 빠르게 끌어올리지만, 그 상태를 만성화하게 될 경우에 오히려 몸과 마음의 소모를 가속합니다. 그래서 일상적이고 안정적 상태에서는 복식호흡이 더 바람직한 기본 호흡으로 여겨지고, 흉식호흡은 급박한 순간, 즉 매우 짧고 폭발적인 신체 반응이 필요한 순간에 한정적으로 사용될 때만 유리합니다. 허리 건강과 신체 밸런스를 유지하는 데는 당연히 복식호흡이 장점을 갖죠.

"숨도 내 마음대로 못 쉬냐?"라는 말이 있습니다. 뭔가 옥죄는 상황에 닥쳤을 때 우리는 '숨막힌다'라는 표현을 쓰고, 긴박한 서스펜스 영화를 볼 때 우리는 '숨을 죽인다'라는 표현을 자연스럽게 씁니다. 이처럼 숨도 일정한 훈련과 습관이 필요합니다. 좋은 호흡을 단번에 이해했다고 해서 바로 생활 속에서 활용할 수 있는 건 아닙니다. 복식호흡이 좋다고 머리로만 아는 것은 단지 지식의 단계에 머무르는 것과 가깝기 때문이죠. 반면 매일 복부의 움직임을 느끼며 들숨과 날숨을 천천히 조절하는 수련을 통해 몸이 스스로 그 리듬을 기억하게 만들면, 그때부터 호흡은 기술이 아니라 습관이 됩니다. 이 차이는 생각보다 훨씬 큽니다. 지식으로만 아는 호흡은 긴장한 순간 사라지지만, 몸에 밴 호흡은 긴장한 순간에 자동으로 작동하니까요.

'호흡을 배운다'라고 하면 웃음이 터질지도 모르겠습니다. 이런 반응을 하셔도 이상하지 않습니다. 물고기가 물에서 헤엄치듯, 인간은 태어나면서 본능적으로 숨을 쉴 수 있다고 생각하기 때문입니다. 호흡은 학문적 이해의 문제가 아니라 반복된 체화의 문제입니다. 이는 '학(學)'보다 '습(習)'에 가깝다고 할 수 있어요. 호흡은 배우는 것이면서 동시에 길들이는 것입니다. 호흡은 생리적 과정이자 심리 조절 장치인 동시에 생활 습관이자 수행입니다. 이 부분을 앞으로 자세히 설명해 드리겠습니다. 조금 시간이 걸리더라도 제 설명을 천천히 따라와 주시기 바랍니다.

허리 수행과
코어 인지의 관계

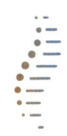

혹시 여러분 **허리 수행**이라는 말을 들어보신 적이 있나요? '수행(修行)'이라는 말을 들으면, 폭포수 아래에서 도를 닦는 수도자가 떠오를지 모르겠습니다. 그렇게 거창한 건 아니구요. 허리 안정성을 위해 일상에서 가볍게 따라 하실 수 있는 운동입니다. 따지고 보면 사실 허리 건강만큼 수행이 필요한 영역이 따로 없습니다. 저는 정형외과 의사로서 평생 환자들의 허리를 보면서 지냈습니다. 개인적으로 뜻한 바가 있어 오래전부터 '허리 수행'이라는 개념을 틈만 나면 설파하고 다녔습니다. 이번 장에서는 이 이야기를 해볼까 합니다.

허리 수행의 근본, 요가

인도의 전통 수행 중 하나인 요가는 근본적으로 몸과 호흡, 의식
과 감각을 하나로 묶는 수련법입니다. 오늘날 요가는 종종 다이
어트 운동의 하나로 인식되고 있으며, 날씬한 체형을 만드는 수
단만으로 생각되기도 합니다. 하지만 요가가 가진 의미는 훨씬
더 깊습니다. 바로 요가는 '수행'을 의미합니다. **요가**(yoga)라는
단어 자체가 '멍에(yoke)'에서 비롯되었다고 알려져 있답니다. 오
래전부터 멍에는 소나 말 같은 짐승을 묶어 통제하고 부리는 도
구였죠. 이 어원을 고려하면 요가가 단순한 체조 정도가 아니라
본래 호흡과 신체를 통합적으로 '묶는' 기술이며, 의식과 몸을 '통
전적(統全的)'으로 결속하는 자기 관리이자 수행의 방편임을 이
해할 수 있죠.

　허리 건강에서 요가가 주는 통찰력은 매우 중요한 수행의 단
서를 줍니다. 허리는 몸의 중심이자 신체의 축이죠. 몸을 단단히
묶는 멍에가 없다면 신체는 무너지고, 깊은 호흡이 없다면 우리
몸은 불안정해집니다. 실제 호흡과 복압을 자유자재로 조절하고,
이를 자세 유지에 적용할 수 있는, 말 그대로 코어와 호흡을 몸
을 붙들어 맬 수 있는 능력이 있다면 허리 건강은 덤으로 주어지
게 됩니다. 제가 말씀드리는 허리 수행이란 바로 이 맥락에서 말
씀드리는 겁니다. 허리 수행은 자기 수양이자 정신과 육체를 동시
에 하는 단련입니다. 허리 안정성을 지키는 일은 단순히 의지로

만 되는 게 아닙니다. 허리 수행을 몸에 새겨야 가능해집니다.

요가의 전통적 호흡 수련법 즉 **프라나야마**(pranayama)는 단순 명상이 아니라 몸의 회복 기술로 이해할 수 있습니다. 프라나야마는 호흡을 통해 몸 안의 흐름(프라나, 생명 에너지)을 다스리는 훈련으로 정의할 수 있습니다. 동시에 매우 구체적인 호흡 발현이자 신체 재조립의 과정이기도 합니다. 호흡을 통한 복부의 움직임을 느끼는 동시에 호흡과 함께 늘어나는 갈비뼈의 확장을 감지하고, 날숨에서 복부와 골반저를 함께 끌어당겨 중심을 받쳐주는 감각을 상반신 전체에 틀어 올리는 일련의 과정은 척추를 안전하게 붙드는 기초 훈련이 됩니다. 호흡을 통해 몸속 코어를 깨우고 코어를 통해 척추를 지키며, 척추를 통해 신체 전체의 균형을 회복하는 순환 구조가 바로 프라나야마의 실제적 가치라고 할 수 있죠.

호흡이 전부다

"뜬금없이 척추를 말하면서 원장 선생님은 왜 호흡을 말하세요?" 제가 진료실에서 종종 듣는 질문입니다. 제가 허리 건강을 지키는 데 밸런스와 호흡이 제일 중요하다고 말씀드리면 환자분들은 고개를 갸웃거리십니다. 이해할 수 없다는 거죠. 앞서 들어가는 글에서 말씀드린 것처럼, 저는 양방향 내시경 척추 수술의 권위자로 오랫동안 환자분들의 허리를 수도 없이 열어보고, 수천 건 이상의 수술 경험을 토대로 정확한 치료 과정을 정의하는 데 앞장서 왔습니다. 유합술의 필요성을 현저하게 낮추는 골절제 없는 감압술을 세계 최초로 SCI급 학술지에 발표하기도 했습니다. 그럼에도 개인적으로 많은 한계점을 느껴왔습니다. 척추 수술은 고작 수동 시스템만을 치료하기 때문이죠. 능동 시스템과 신경조절 시스템까지 같이 치료해야 완전한 삼위일체를 이룰 수 있다고 느낀 겁니다. 결국 세 가지 시스템 전체를 재설정하는 데 호흡이 결정적이라는 결론에 도달할 수밖에 없었죠.

정형외과 전문의로서 저의 근본적인 질문은 '왜 환자가 걷지 못하는가?'였습니다. 수술도 잘 끝났고, 치료도 말끔하게 되었는데 적지 않은 환자분들이 원래대로 걷지 못하는 모습을 보면서 '아, 내가 보지 못했던 다른 문제가 있구나.'라는 걸 직감하게 되었습니다. 그 답을 찾아 수많은 시행착오와 실험을 거치고, 거기다 실패와 좌절이 가져다준 쓸쓸한 교훈을 삼키며 내린 결론은 바로 자세와 호흡이었습니다. 호흡은 허리 수행의 시작점이고, 자세는 허리 수행의 종착지입니다. 복식호흡은 숨쉬기를 넘어 척추 안정화 전략이 되고, 움직이는 상태에서 코어 인지는 동적 척추 안정화의 결론입니다.

올바른 복식호흡이 가능하다는 것은 척추를 지지하는 가장 깊은 층의 코어가 깨어나 있다는 뜻이기도 합니다. 반대로 얕은 흉식호흡은 복부의 내압을 충분히 형성하지 못하고 목과 어깨의 긴장만 높입니다. 이런 호흡 패턴으로는 허리를 지지하지 못할 뿐 아니라 오히려 긴장과 피로를 누적시켜 장기적으로 허리 불안정성을 낳게 됩니다. 제가 입버릇처럼 말씀드리는 허리 수행은 이 차이를 분명하게 인지하고 몸에 다시 가르치는 과정입니다. 몸은 이미 알고 있습니다. 안전하게 움직이려면 먼저 중심을 잠가야 한다는 것을요. 호흡과 코어를 몸속에 하나로 묶는 작업이 선행해야 비로소 허리가 바로 설 수 있습니다.

이러한 점에서 허리 수행은 의학적 재활, 피트니스 훈련, 심리적 안정, 전통적 수련이 서로 만나는 교차점에 위치합니다. 복식 호흡은 부교감신경 반응을 강화하여 심박수와 혈압을 가라앉히고, 과도한 경직을 완화하며, 불안과 통증 인지를 줄이는 데 도움을 줍니다. 동시에 코어 인지는 복강 내압을 통해 허리를 '안쪽에서부터' 떠받치는 물리적 지지대를 세웁니다. 호흡과 코어가 콜라보로 신경계를 안정시키고 척추를 물리적으로 보호합니다. 호흡이 깊어지면 마음이 가라앉고 적당한 복압이 형성되며, 허리가 버티고 설 수 있습니다. 뒤에 이어지는 여러 장을 통해 이러한 허리 수행의 방법을 여러분들에게 소개해 드리겠습니다.

복부 할로잉,
복부 브레이싱과 승리 호흡법

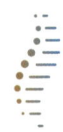

본격적으로 허리 수행에 대해 이야기하겠습니다. 허리를 보호하고 코어를 안정화하는 방법에는 크게 세 가지 접근이 있답니다. 하나는 **복부 할로잉**(abdominal hollowing)이고요. 다른 하나는 **복부 브레이싱**(abdominal bracing) 또 다른 하나는 요가의 **승리 호흡법**(Ujjayi breath)입니다. 세 방법은 모두 배 근육을 이용해 척추를 지지한다는 점에서는 같지만 어떤 근육을, 언제, 어떻게 쓰는지와 몸에 만들어지는 효과는 분명히 다릅니다. 이 차이를 이해하면 여러분의 허리 상태, 통증 여부 그리고 현재 하는 동작의 강도에 맞춰 올바른 호흡과 수축 전략을 선택할 수 있습니다. 특히 이 세 가지 호흡은 허리 수행의 핵심축이라고 할 수 있습니다.

복부 할로잉

먼저 복부 할로잉은 '배를 집어넣는' 방식의 코어 활성 기법입니다. '할로우(hollow)'라는 영단어는 '속이 빈' '속이 움푹 팬'이라는 뜻을 갖고 있습니다. 할로잉은 말 그대로 배에 힘을 줘서 쑥 들어가도록 만드는 동작을 의미합니다. 숨을 편하게 내쉰 다음 아랫배를 부드럽게 등 쪽으로 끌어당기듯이 조여 주는 동작이 핵심입니다. 이때 겉으로 보이는 복직근이나 외복사근에는 되도록 힘을 주지 않고, 배 깊숙한 층에서 몸통을 안쪽으로 잡아끄는 복횡근처럼 심부 안정근을 선택적으로 깨우는 데 집중합니다. 즉 배전체를 세게 조이는 것이 아니라 아랫배 깊은 곳을 은근하게 당겨주는 동작이라고 보면 됩니다.

이런 방식은 복압을 크게 올리지 않기 때문에 허리 디스크나 요추 주변에 갑자기 높은 부담을 싣지 않으면서 척추 마디 하나하나가 덜 흔들리도록 잡아주는 안정 효과를 기대할 수 있죠. 쉽게 말해 힘을 줘서 몸통을 갑옷처럼 단단하게 만드는 게 아니라 척추 뼈마디마다 미세한 흔들림 방지 나사를 조여 주는 역할을 하는 것입니다. 복부 할로잉은 특히 요통 초기나 수술 직후처럼 통증이 민감하고 근력이 전반적으로 떨어져 있는 단계에서 유용합니다. 통증이 심할 때나 오래 구부리고 살아서 복횡근이 약해진 환자에게는 무거운 부하를 주는 운동보다는 약해진 심부 근육을 다시 깨우는 것이 우선이기 때문이죠.

할로잉은 강한 힘이 필요하지 않고 눕거나 편하게 앉은 자세에서도 비교적 안전하게 할 수 있기 때문에 고령자나 척추관 협착증 환자처럼 허리 주변이 예민한 환자도 충분히 할 수 있습니다. 더 중요한 점은 이 과정에서 환자가 배 깊은 층이 수축하는 느낌이나 배꼽이 안쪽으로 당겨지며 허리가 가벼워지는 느낌을 스스로 인지하기 시작한다는 데 있습니다. 이 인지가 바로 코어 인지이자 코어 컨트롤의 출발점이 됩니다. 다시 말해, 할로잉은 힘을 키우는 훈련이라기보다 내 몸의 중심을 다시 느끼게 만드는 수행에 가깝습니다.

복부 브레이싱

반면 복부 브레이싱은 이와 성격이 완전히 다릅니다. '브레이스 (brace)'라는 영단어는 '버팀목' '받침대' '떠받치다'라는 뜻을 갖죠. 브레이싱은 말 그대로 버티는 동작입니다. 누가 배를 세게 쳐도 끄떡없게 만들겠다는 마음으로 배 전체에 힘을 주어 단단하게 고정하는 방식이죠. 이때는 복직근과 내·외복사근, 복횡근 그리고 척추 주변의 기립근까지 한꺼번에 수축이 일어납니다. 배꼽만 쏙 끌어당기는 것이 아니라 복부 둘레 전체를 밖으로 밀어내며 통째로 딱딱한 기둥처럼 만드는 느낌이 됩니다. 이렇게 복부 전층이 동시에 수축하면 복강 내압이 급격히 올라가면서 몸통이 하나의 원통처럼 굳게 잠깁니다. 그 결과 척추가 앞뒤나 좌우로 갑자기 꺾이거나 휘청거리는 것을 강하게 억제할 수 있죠.

그래서 브레이싱은 역도 선수나 현장에서 무거운 중량을 드는 이들에게 중요한 전략으로 쓰입니다. 아주 무거운 물건을 드는 순간, 갑자기 몸을 비틀며 힘을 써야 하는 순간에는 척추에 큰 하중이 실리게 됩니다. 그때 브레이싱으로 복압을 올려 몸통을 한 덩어리로 굳혀 놓으면 척추가 예기치 않게 꺾이는 위험을 줄일 수 있고 급성 손상을 막는 데 도움이 됩니다. 다시 말해, 브레이싱은 즉각적인 척추 보호막 역할을 합니다. 물론 여기에는 조건이 붙습니다. 복부 전체를 한꺼번에 조여 버리면 척추에는 그만큼 압박이 올라갑니다. 이미 통증 있는 허리, 특히 만성 요통으로 예민해진 허리에는 이런 압박 자체가 통증을 악화할 수 있어요. 실제로 브레이싱을 시도하기만 해도 바로 요통을 느끼는 경우도 상당수 존재합니다.

승리 호흡법, 이대영 원장의 단계적 호흡 수행법

요즘도 인도에 가면 산스크리트어로 **우자이**(Ujjayi)라고 하는 호흡법을 수행하는 이들을 길거리에서 종종 보게 됩니다. 여기서 우자이는 '정복' 내지 '승리'를 뜻한다고 합니다. 왜 승리일까요? 우자이 호흡을 할 때 가슴을 앞으로 내미는 동작이 마치 전쟁터에서 이기고 돌아온 승리자가 위풍당당하게 행진하는 모습과 흡사하다고 하여 그런 이름이 붙었다고 합니다.

인도의 요가에서 말하는 **승리 호흡법**은 겉으로는 요가 철학에서 말하는 호흡을 통해 불규칙한 신체 흐름을 정복하고, 에너지를 몸속 깊은 곳으로 끌어올려 통제할 수 있게 만들고, 속으로는 외부의 소음과 번잡한 삶을 차단하고 자신의 내면에 집중할 수 있게 만들어 줍니다. 수련자는 이 호흡 소리를 통해 자신의 잡념과 본능적인 고통을 정복하고 평온한 상태를 유지하면서 자신과의 싸움에서 이긴 상태를 누리게 되죠. 이처럼 인도 요가에서 기원하고 호흡법과 명상법의 하나로 자리 잡은 우자이 호흡법을 뜬금없이 척추 수행을 이야기하는 자리에서 꺼내는 이유는 뭘까요? 이유는 간단합니다. 승리 호흡법이 움직이는 상태에서 척추에 안정성을 제공함으로써 척추 수행에 매우 적합하기 때문입니다. 제가 제시하는 단계적 호흡 수행법은 다음과 같습니다.

1단계: 횡격막 호흡 및 코어 인지 깨우기

첫 번째 단계의 목표는 퇴화된 1차 코어 근육의 존재를 뇌에게 다시 인식시키는 것입니다. 근력을 키우는 단계가 아니라 뇌와 근육 사이의 끊어진 신경 회로를 연결하는 거죠. 척추기립근의 긴장을 푼 상태에서 중력의 영향을 최소화하여 편안하게 눕습니다. 무릎을 세워 허리가 바닥에 편안하게 닿도록 합니다. 한 손은 가슴에, 한 손은 배(배꼽 부위)에 올립니다. 코로 천천히 숨

비교 항목	할로잉	브레이싱	승리 호흡법
핵심 정의	배를 오목하게 당기는 기술	배를 단단하게 굳히는 기술	배를 잠그고 가슴으로 쉬는 기술
주요 타깃	복횡근(심부 코어) 및 속근육 깨우기	복부 전체(복직근, 복사근, 복횡근) 및 겉근육 + 속근육 동시 수축	복횡근 유지 + 코어 유지(횡격막/늑간근) 및 산소 공급
실행 방법	배꼽을 등 쪽으로 쏙 집어넣어 아랫배를 홀쭉하게 만든다.	배를 주먹으로 맞을 때처럼 배 전체에 힘을 주어 밖으로 밀어내듯 굳힌다.	아랫배는 할로잉처럼 당겨서 고정하고, 숨은 갈비뼈를 확장하며 숨을 쉰다.
호흡 양상	주로 날숨에 집중하며 배를 당김	호흡을 잠시 멈추거나, 얕게 쉼. 복압이 매우 높음	성문(목구멍)을 좁혀 '쉬익~' 소리를 내며 끊임없이 호흡함
재활 단계	1단계 (기초/인지) 통증 환자의 초기 재활 필수 과정. 스위치 만들기	2단계 (강화/보호) 고중량 부하를 견딜 때 필수 과정. 방패 만들기	3단계 (동적 통합) 걷거나 뛸 때 지속적으로 척추를 보호하는 필수 과정. 엔진 만들기
이대영 원장의 관점	"현대인은 속근육을 잊어버렸어요. 브레이싱 전에 할로잉으로 복횡근을 먼저 인지해야 해요."	"무거운 것을 들 때는 필요하지만, 하루 종일 브레이싱을 하면 허리가 굳고 디스크 압력이 높아져요."	"걷고 움직이는 동안 코어가 풀리지 않게 하는 유일한 방법이에요. 일상 속 '갑옷'과 같아요."
적용 상황	누워서 하는 기초 호흡 연습, 앉아 있을 때 자세 유지	데드리프트, 스쿼트 등 무거운 물건 들기	걷기, 달리기, 계단 오르기, 요가 수련 등 지속적인 움직임

을 들이마십니다. 이때 가슴에 올린 손은 움직이지 않고, 배에 올린 손만 천장 쪽으로 올라가야 합니다. 단순히 배를 내미는 것이 아니라 횡격막이 내려가면서 복강 내압이 차오르는 묵직한 느낌

에 집중해야 합니다. 입을 오므려 천천히 길게 내뱉으며 배가 자연스럽게 등 쪽으로 가라앉는 것을 느낍니다. 이때 억지로 힘을 주지 않고 중력에 의해 배가 꺼지는 느낌을 관찰합니다. 핵심 포인트는 호흡의 리듬과 근육의 움직임을 관찰하는 것입니다. 숨을 쉴 때 어디가 움직이고 어깨에 힘은 들어가는지 등을 스스로 체크해야 합니다.

2단계: 정적 안정화와 할로잉 숙달

1단계가 익숙해지면, 이제 능동적으로 코어 근육을 수축시키는 훈련으로 넘어갑니다. 이 단계가 재활의 성패를 가르는 가장 중요한 시기로, 할로잉을 습관화하는 과정입니다. 이 과정 역시 누운 자세 혹은 앉은 자세에서 진행합니다. 첫째로는 호흡을 내쉴 때, 단순히 바람만 빼는 것이 아니라 치골 바로 위의 아랫배를 척추 쪽으로 지긋이 당깁니다. 마치 꽉 끼는 바지의 지퍼를 올릴 때 배를 집어넣는 느낌과 유사하다고 할 수 있죠. 이를 통하여 호흡과 수축의 통합을 달성합니다. 이때 소변을 참는 느낌으로 항문과 요도 사이의 골반기저근을 마치 케겔 운동을 하는 것처럼 함께 조이는 느낌을 병행하면 복횡근 수축이 더욱 강력하고 안정적으로 일어납니다.

이 과정에서 복횡근과 골반기저근은 신경학적으로 연결되어 있어 동시 수축 시 효과가 배가된다는 점을 꼭 알아야 합니다. 이때 숨을 다 내뱉고 배를 당긴 상태에서 그 긴장감을 10~20퍼센트 정도 유지하면서 다시 얕게 숨을 들이마시는 연습을 이어갑니다. 즉 숨을 들이쉴 때 배가 완전히 풀리지 않도록 잡고있는 것이죠. 이것이 일상생활에서 유지해야 할 '기본 코어 텐션'입니다. 이에 훈련에 필요한 시간은 근육의 생리학적 변화와 신경 적응을 위해 최소 8주 이상의 꾸준한 훈련이 필요합니다. 이 기간 동안 뇌는 배를 당긴 상태를 정상적인 상태로 재설정해 줍니다.

할로잉 호흡법은 깊은 호흡을 위해서 흉곽 호흡과 함께 활용합니다. 흉곽 호흡은 단순히 가슴 윗부분만 들썩이는 얕은 호흡과는 다릅니다. 갈비뼈 전체를 아코디언처럼 넓혔다가 좁히는 것이 포인트입니다. 들이마실 때는 코로 숨을 깊게 들이마시면서 갈비뼈 하단이 양옆과 뒤쪽으로 넓어지는 것을 느낍니다. 이때 배는 너무 앞으로 나오지 않게 살짝 잡아둡니다. 내뱉을 때는 입을 가볍게 벌려 '하' 하고 내뱉으며, 벌어졌던 갈비뼈를 가운데로 모으고 아래로 조여줍니다. 이때 배꼽을 척추 쪽으로 당기는 느낌을 유지해야 합니다.

흉곽 호흡은 코어를 안정화 시키며 복근의 수축을 유지한 채 호흡하기 때문에 운동 중 척추를 보호하는 복압을 효과적으로 조절할 수 있습니다. 또한 갈비뼈 주위의 근육들이 이완과 수축을 하면서 뻣뻣해진 흉곽의 움직임을 부드럽게 만듭니다. 이는 뒤에서 설명할 토르소 걷기와 느리게 걷기에서 추천되는 호흡법이라고 할 수 있습니다.

3단계: 동적 통합과 승리 호흡법 적용

정적인 상태에서 코어를 조절할 수 있게 되면, 승리 호흡법과 이제 팔다리를 움직이는 기능적인 동작에 이를 통합해야 합니다. 즉 코어와 기능적 동작의 통합에 승리 호흡법이 이용될 수 있죠. 하지만 이 통합 단계에서도 아주 약간 강도의 운동에서부터 시작해야 합니다. 슬로우 러닝, 낮은 계단 오르기, 가벼운 요가, 가벼운 웨이트 트레이닝 등에서 적용될 수 있습니다.

무작정 걷거나 운동을 하는 건 만성 통증 환자들이 피해야 할 행동입니다. 대신, 철저하게 단계적인 접근을 통해 뇌가 호흡을 통해 코어 인지를 다시 학습하는 과정을 거쳐야 하죠. 이 과정은 신경가소성의 원리에 따라 최소 8주에서 3개월 이상의 시간이 소요됩니다.

모로 누워야 할까,
바로 누워야 할까?

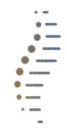

어디선가 읽은 기억이 나는데, 일본 에도시대에는 '꿈도둑'이 있었다고 합니다. 이들은 낮잠을 자는 사람들에게 살금살금 다가가 귀에다 엉뚱한 이야기를 속삭여서 놀라 깨게 하거나 잠결에 비밀을 교묘하게 빼냈다네요. 한때 너무 꿈도둑들이 많아서 법으로 금지하기까지 했답니다. 사실 잠을 자면서 꿈을 꾼다는 건 매우 건강한 수면 상태를 유지하고 있다는 방증입니다. 현대인들은 불면증도 불면증이지만, 자더라도 깊게는 잠을 이루지 못하는 경우가 많기 때문입니다.

개인적으로 저는 베개에 머리만 붙이면 10분 이내에 잠들고, 일단 잠을 자면 누가 업어가도 모를 정도로 깊이 자는 편이라 수면 문제를 갖고 고민한 적이 거의 없습니다. 그런데 잠을 이루고 싶어도 이룰 수 없는 불면증 환자들이 최근 많아졌습니다. 안타까운 일이지요. 불면증 환자가 늘면서 각종 관련 질환도 가파르게 늘어났습니다. 신체 모든 부위, 심지어 정신적인 측면에까지 지대한 악영향을 미치는데요. 척추도 거기서 예외일 수 없습니다. 이번 장에서는 허리에 좋은 수면 습관과 바람직한 침구류 사용법을 설명하려고 합니다.

수면 습관, 정위 자세

우리는 평소 하루 24시간 중 3분의 1을 잠에 투자하면서도 그간 수면 습관에 대해서는 그다지 깊은 관심을 두지 않았습니다. 흔히 잠버릇은 식습관과 함께 가장 고치기 어려운 버릇 중 하나라고 합니다. 그러나 역설적으로 잠버릇 하나만 제대로 바꿔도 허리를 지키는 일은 절반 이상 해결됩니다. 사람마다 "나는 모로 자야 편하다." "천정을 보고 바로 누워야 숨이 잘 쉬어진다."라며 각자의 자세를 고집하지만, 실제로 어떤 자세가 허리에 좋은지는 단순히 편한가, 불편한가로 판단할 수 없는 노릇입니다. 편하다는 감각은 근육의 기억이고, 그 기억이 이미 잘못된 자세로 굳어 있을 수도 있기 때문이죠. 그래서 수면 자세를 점검한다는 것은 단순한 취향의 문제가 아니라 무의식 속에서 매일 허리를 휘게 만드는 힘을 바로잡는 과정이라 할 수 있습니다.

먼저 바로 누운 자세, 흔히 **정위 자세(supine position)**라 부르는 자세를 살펴보면, 일반적으로 척추에 가장 부담이 적은 자세로 알려져 있습니다. 척추가 자연스러운 S자 곡선을 유지한 채 중력의 영향을 고르게 받기 때문이죠. 이 자세에서는 허리가 과도하게 꺾이지 않도록 무릎 밑에 작은 베개나 쿠션을 받치는 것이 중요합니다. 무릎을 약간 굽혀 주면 허리가 안쪽으로 굽는 요추 전만이 완화되어 허리 근육이 긴장을 풀게 됩니다. 또한 너무 높은 베개는 목을 과도하게 꺾어 척추 정렬을 무너뜨리므로 머리와 등, 허리가 일직선이 되도록 낮은 베개를 사용하는 것이 좋습니다. 쉽게 말해 높은 베개는 하루 여덟 시간 이상을 거북목 자세로 있는 것과 같은 겁니다.

정위 자세의 가장 큰 장점은 척추의 압력이 균등하게 분산되어 회복에 도움이 된다는 것입니다. 디스크나 협착증 환자나 수술 직후 회복기 환자에게 특히 권장되는 자세입니다. 하지만 정위 자세가 누구에게나 완벽한 것은 아닙니다. 허리 근육이 약하거나 복부가 돌출된 사람은 바로 누웠을 때 허리 공간이 뜨면서 통증이 오히려 심해질 수도 있습니다. 이런 경우에는 허리 밑의 공간을 작은 쿠션으로 메워 척추가 중립 정렬을 유지하도록 보조해야 합니다. 또한 정위 자세를 유지하는 동안에는 횡격막 호흡을 병행하는 것이 좋습니다. 배로 깊게 숨을 쉬면 복부 근육이 부드럽게 수축하며 척추를 안정시키는 효과가 있습니다. 단순히 누워 있는 자세라도 어떻게 숨 쉬느냐에 따라 허리의 긴장은 완전히 달라집니다.

측위 자세와 복위 자세

다음으로 모로 누운 자세, 즉 **측위 자세**(side-lying position)는 허리 통증이 있거나 바로 누웠을 때 불편한 사람에게 적합합니다. 옆으로 누우면 척추가 옆으로 휘는 것을 막기 위해 무릎을 약간 굽히고 다리 사이에 얇은 베개를 끼워주는 것이 중요합니다. 이 베개가 골반의 회전을 막아 주고, 척추를 일직선으로 유지해 줍니다. 상체는 약간 말리듯이 편안하게 두되, 어깨가 과하게 눌리지 않도록 베개 높이를 어깨 두께에 맞춰 조정합니다. 머리에서 골반까지 하나의 선을 그리는 것이 모로 누웠을 때 이상적인 자세입니다. 이 자세는 특히 디스크 환자나 임산부, 수면무호흡이 있는 사람에게 도움이 됩니다. 허리가 자연스럽게 구부러지며 복압이 안정되고, 척추 사이 공간이 넓어지기 때문입니다.

그러나 측위 자세에서도 주의할 점이 있습니다. 다리를 과도하게 굽히면 고양이처럼 둥글게 말리며 허리가 과신전에서 과굴곡으로 변하게 됩니다. 이렇게 되면 척추 마디가 비틀리고, 오히려 디스크에 압박이 가해질 수 있습니다. 또한 한쪽으로만 계속 자면 체중이 편측으로 몰려 어깨와 골반의 균형이 깨지며 척추가 비대칭으로 틀어질 우려도 있죠. 이를 방지하기 위해서는 가끔 방향을 바꿔서 눕거나, 가능한 한 척추를 일직선으로 유지하는 습관을 들이는 게 좋습니다.

한편으로 엎드려 자는 자세 즉 **복위 자세**(prone position)는 허리에 가장 해로운 수면 자세입니다. 제가 평소 도시락 싸 들고 돌아다니며 말리는 수면 자세입니다. 일단 엎드리면 허리가 과도하게 꺾이고 목이 한쪽으로 돌아가면서 척추의 축이 완전히 틀어집니다. 이런 자세가 장시간 반복되면 경추와 요추의 근육 불균형이 심해지고, 아침에 일어날 때 십중팔구 어깨 결림이나 허리 통증으로 이어질 수 있습니다. 이 습관은 가능하면 빨리 고쳐야 합니다. 엎드려 자는 습관이 오래된 사람은 옆으로 눕는 자세로 서서히 교정하는 것이 좋습니다.

밤에 허리가 더 아픈 이유

허리 통증이 무서운 건 통증이 밤만 되면 심해진다는 데 있습니다. 잠을 제대로 이루지 못하는 고통은 이루 말할 수 없습니다. 일제 경찰이 독립운동가들을 고문할 때 몇 주 동안이나 잠을 자지 못하게 했다는 사실은 널리 알려져 있죠. 그만큼 야간 통증은 삶의 질을 급격히 떨어뜨리는 주범입니다. 야간 통증 악화는 환자가 겪는 주관적 고통일 뿐만 아니라 생체 리듬이나 신경면역학, 신경가소성 따위가 복잡하게 얽힌 병리학적 현상입니다. 밤은 코르티솔이라는 항염증 방패가 사라지면서 미세아교세포와 사이토카인($IL-6$, $TNF-\alpha$)이라는 염증의 창이 보다 날카로워지는 시간입니다. 뇌는 이 시기에 염증성 손상에 무방비로 노출되며,

혈액-뇌 장벽의 빗장마저 느슨해지죠.

문제는 그다음입니다. 지속된 통증은 뇌의 지도를 뭉개고(스머징), 뇌 안의 시상 망상체를 과열시켜 수면 시스템을 파괴합니다. 이는 다시금 통증을 증폭시키는 악순환의 고리를 완성하죠. 따라서 누워있는 상태에서의 통증은 구조적 문제의 반영이 아니라는 생각을 가져야 합니다. 바로 이 지점에 인지기능치료가 들어가야 합니다. 수면 시 호흡 훈련을 통하여 부교감을 활성화하는 훈련이 통증 완화와 수면에 도움이 된다는 사실은 여러 연구로 증명되었습니다. 야간통이 두드러진 환자는 진통제보다는 항우울제, 진정제, 신경성 통증완화제, 수면제 등 이완과 뇌의 과민화를 낮추는 약물치료를 병행할 필요가 있습니다.

그렇다면 올바른 수면 자세를 어떻게 훈련할 수 있을까요? 가장 기본은 척추의 중립 정렬을 유지하면서 근육의 긴장을 풀어주는 자세를 스스로 체득하는 일입니다. 낮에는 바른 자세로 앉고, 누워 있을 때는 베개와 쿠션을 활용해 척추의 곡선을 지지하는 습관을 만듭니다. 허리 밑에 작은 베개를 두거나 무릎 사이에 쿠션을 끼우는 것은 단순한 편의가 아니라 척추 보호 장치입니다. 또 잠들기 전 복식호흡으로 복부 근육을 느슨하게 풀면 근육 긴장이 완화되어 자연스러운 자세로 잠들 수 있죠. 침대가 너무 푹신해도, 너무 딱딱해도 허리 건강에는 안 좋습니다. 수면 자세를 한 번에 바꾸기는 어렵겠지만, 2~3주만 의식적으로 연습하면 몸은 새로운 습관에 익숙해질 겁니다.

누워서 하는
허리 수행법

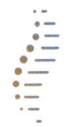

허리는 일어서 있을 때만 지켜야 하는 것이 아닙니다. 오히려 허리를 가장 안전하게 회복시키는 시간은 누워 있을 때 시작됩니다. 수술 직후나 만성 요통으로 누워 있을 때, 침대나 매트 위에서 할 수 있는 호흡법과 가벼운 수축 훈련만으로도 척추 안정화를 가져올 수 있습니다. 이 과정은 근육을 키우는 운동이 아니라 몸의 중심을 다시 인지하고 이를 조용히 깨우는 수행이라고 이해하면 됩니다. 핵심은 크게 네 가지입니다. 부드럽고 깊은 횡격막 호흡, 복횡근 수축 훈련, 할로잉과 브레이싱을 이용한 코어 인지, 무릎 사이 베개 조이기입니다. 이 네 가지만 잘해도 허리는 이미 회복의 방향으로 들어섰다고 말할 수 있어요.

횡격막 호흡과 복횡근 수축 훈련

첫째, 횡격막 호흡입니다. 횡격막은 가슴과 배를 나누는 돔 모양의 큰 근육이죠. 혹시 최근에 딸꾹질을 하신 적 있나요? 딸꾹질은 호흡이나 여러 요인으로 인해 횡격막이 순간 수축하면서 경련이 일어나는 현상인데요. 이때 의지와 상관없이 횡격막이 빠르게 수축하면서 주변의 복부 근육과 갈비뼈 사이의 늑간 근육에 갑작스러운 긴장이 가해집니다. 이로 인해 일시적으로 코어 주변의 근육 활성화를 인지할 수 있죠. 코어 인지는 올바른 횡격막 호흡(복식호흡)을 통해 횡격막과 복횡근의 협응을 느끼는 것이 핵심인데, 딸꾹질은 이 협응이 일시적으로 통제 불가능해졌음을 알려주는 거죠. 쉽게 말해 딸꾹질을 통해 강제적으로 몸이 코어 인지를 실시한다고 봐도 되는 것입니다. 천천히 심호흡을 하면서 호흡과 횡격막의 협응을 되찾으면 딸꾹질을 멈출 수 있습니다.

그렇다면 누운 상태에서 횡격막 호흡, 즉 복식호흡을 어떻게 해야 할까요? 한 손은 가슴 위에, 다른 손은 아랫배 위에 얹고 상체를 편하게 기대어 눕습니다. 코로 숨을 들이마실 때 가슴보다는 배에 올린 손이 부풀어 오르는 것을 느끼고, 입으로 길게 내쉴 때 배가 부드럽게 납작해지는 것을 느낍니다. 이것은 단순히 폐를 채우는 호흡이 아니라 횡격막과 복부가 연동해 움직이는 감각을 다시 불러오는 연습입니다. 깊은 복식호흡은 얕고 빠른 흉식호흡과 달리 몸 전체의 긴장을 낮추고 교감신경의 과도한 흥분을 가라앉힙니다. 사람은 아플 때 본능적으로 짧은 숨을 쉬려고 합니다. 이를 긴 호흡으로 바꿔야 합니다. 중요한 점은 숨을 참지 않는 것입니다. 들이마시고, 짧게 머물고, 길게 내쉬고, 다시 들이마시는 흐름이 규칙적으로 이어지는 게 좋습니다. 이 리듬 자체가 이미 재활입니다.

둘째, 복횡근 수축 훈련입니다. 이 운동은 허리를 억지로 꺾거나 버티는 것이 아니라 배 깊은 층의 허리 복대를 깨우는 과정입니다. 무릎을 편하게 세운 자세, 즉 **훅라잉 자세(hook-lying position)**로 누워 아랫배에 손을 올리고, 숨을 편하게 내쉬면서 배꼽을 등 쪽으로 가볍게 끌어당깁니다. 배를 납작하게 만든다는 느낌보다는 아랫배 속의 벨트를 조여 중심을 살짝 틀어 잠근다는 이미지를 떠올리면 좋아요. 이게 바로 복부 할로잉의 기초입니다. 이때 허리 전체를 바닥에 힘으로 꽉 누르거나, 숨을 멈추거나, 턱을 꽉 깨물 정도로 힘을 주는 것은 피해야 합니다. 목표는 강한 긴장이 아니라 정확한 인지입니다. 복횡근은 깊숙이 있는 얇은 근육이지만 다열근과 함께 작용하면서 척추 마디 하나하나를 미세하게 지지하는 역할을 합니다. 협착증이 있거나 직전에 허리 수술을 받은 환자는 이 근육의 반응이 둔해져 있는 경우가 많습니다. 누워서 이 복횡근을 다시 깨우는 것만으로도 몸통은 이전보다 흔들림 없이 버티는 능력을 되찾기 시작합니다.

할로잉과 브레이싱, 베개 조이기 운동

셋째, 누운 채로 할로잉과 브레이싱의 감각을 나누어 느끼는 연습입니다. 할로잉은 아랫배를 안으로 당겨 복부 깊은 곳만 조용히 쓰는 방식이고, 브레이싱은 배 전체를 단단하게 만들어 외부 충격을 버티는 방식입니다. 누워 있는 단계에서는 브레이싱을 세게 할 필요는 없습니다. 아직 허리에 큰 하중이 실리지 않았으니까요. 다만 두 감각을 구분해서 느껴보는 건 중요해요. 할로잉은 숨을 내쉬면서 아랫배를 안쪽으로 살짝 끌어들인 채 부드럽게 유지하되, 호흡은 계속 이어갑니다. 복부 표층 근육에는 과도한 힘이 들어가지 않아야 합니다. 이것이 몸의 안쪽 벨트입니다.

반면 브레이싱은 상대적으로 더 단단한 느낌입니다. 상상을 통해 누가 배를 살짝 눌러 온다고 했을 때 순간적으로 배 전체를 둥글게 밀어 올리며 단단하게 버틴다는 이미지를 떠올립니다. 이때는 배를 안으로 끌어들이지 않고 둘레 전체를 팽팽하게 만듭니다. 실제 수술 직후에는 강한 브레이싱은 필요하지 않지만 이 감각을 미리 알아두면 나중에 일어나 앉을 때와 기침할 때, 화장실에서 몸을 세울 때 허리를 보호하는 데 큰 도움이 됩니다. 즉 할로잉은 미세 안정화, 브레이싱은 순간 방패라는 차이를 몸으로 구별해 두는 것이 좋습니다.

넷째, 무릎 사이 베개 조이기 운동입니다. 무릎을 세운 채 양쪽 무릎 사이에 말랑한 베개나 쿠션을 끼우고 숨을 내쉬면서 서서히 양 무릎으로 그 베개를 조여 줍니다. 몇 초간 유지한 뒤, 다시 힘을 풀고 들이마십니다. 이 동작은 허리를 직접 크게 움직이지 않아도 골반저근과 허벅지 안쪽 근육, 복부 주변 근육이 동시에 반응하게 만들어 줍니다. 쉽게 말해, 다리 쪽을 이용해 몸통의 안정화를 끌어내는 간접 코어 훈련이죠. 허리 수술 직후에는 허리를 비틀거나 갑작스럽게 일어나는 등의 동작이 금지됩니다. 그 대신 이렇게 하체를 통해 골반과 몸통을 연결하면 척추를 세우는 준비를 비교적 안전하게 진행할 수 있습니다. 또 오래 누워 있으면 혈액순환이 떨어지고 골반 주변이 무력해지기 쉬운데, 무릎 사이 베개 조이기는 이 흐름을 다시 깨우면서도 허리에 부담을 거의 주지 않는 장점이 있습니다.

마지막으로 주의할 점은 모든 동작은 아프지 않은 범위에서만 시행해야 한다는 것입니다. 조금 불편하다는 정도는 괜찮지만, 어느 부위라도 찌릿하게 느껴진다면 그 동작을 하기에는 아직 이른 것입니다. 호흡은 항상 이어져야 하고, 멈추면 안 됩니다. 숨을 멈추면 복압이 급격히 올라가 허리에 불필요한 부담을 주게 되니까요. 또한 목이나 어깨에 불필요한 힘이 들어가면 그 텐션이 다시 허리로 전이될 수 있으므로 어깨와 턱은 가볍게 풀어 둔 채 복부만 느끼는 정도가 딱 좋습니다. 하루를 통틀어 짧은 세트로 나누어 여러 번 자주 반복하는 게 한 번에 오래 하는 것보다 낫습니다. 시작이 반이라는 말이 있습니다. 당장 오늘 아침 잠자리에서 시작해 보시는 건 어떨까요?

Summary

5부 ┊ 허리 수행의 출발선: 숨쉬기와 눕기

- 복식호흡의 중요성: 흉식호흡이 아니라 횡격막을 내리는 복식호흡을 하면, 복압이 유지되고 자율신경계가 안정되어 통증을 줄이는 첫걸음이 됩니다.

- 코어 인지와 호흡: 올바른 호흡은 마치 요가와 같은 수련처럼 복횡근 등 속 근육을 자연스럽게 깨워 코어 인지 능력을 높이는 핵심 도구입니다.

- 3대 호흡 훈련법: 배를 끌어당기는 '복부 할로잉', 복압을 단단히 유지하는 '복부 브레이싱', 흉곽과 복부를 함께 쓰는 '승리 호흡법'이 제시됩니다.

- 올바른 수면 자세: 통증이 있을 때는 옆으로 누워서(모로 누워서) 무릎 사이에 쿠션을 끼웁니다. 엎드려서 자는 자세(prone)는 허리 건강에 가장 안 좋습니다.

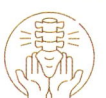

"사람은 척추가 유연한 정도로 나이를 매긴다."

──

조셉 필라테스

6부

허리 수행의 확장선:
앉기와 서기

이코노미클래스증후군의
교훈

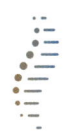

한때 사람들은 서 있는 일보다 앉아 있는 일을 더 높은 지위와 성공의 상징으로 여겼습니다. 공장에서 서서 일하던 사람보다 책상 앞에 앉아 펜을 굴리는 사무직을 선망하던 시절이 있었지요. 하지만 이제 우리는 그 믿음이 얼마나 위험한 착각이었는지를 알게 되었습니다. 편안하다고 생각했던 그 자세가 사실은 우리의 허리와 건강을 천천히 무너뜨리고 있었던 것입니다.

현대인은 하루 대부분을 앉아서 보냅니다. 버스나 지하철에서도, 회사 사무실이나 점심 때 식사를 하면서도 그리고 퇴근 후 TV 앞에서도 여전히 우리는 거의 항상 앉아 있습니다. 문제는 그 '앉음'의 시간이 너무 길고, 너무 잘못되어 있다는 점입니다.

이코노미클래스증후군의 습격

앉아 있는 것도 허리에 부담을 준다고 하면 의아해 하시는 분들이 많습니다. 장거리 노선 비행기 좌석에 앉아 가는 승객들에게 흔히 발생하는 **이코노미클래스증후군**(economy class syndrome)을 설명해 드리면 그제야 좌식 문화의 문제점을 이해하시죠. '경제적'이라는 이유로 평소 이코노미클래스를 애용하는 승객들에게 장시간 좁은 의자에 앉아 있는 것만으로도 '심부정맥 혈전증(DVT)'이 발생할 수 있다는 경고는 적잖은 충격을 주었지요. 건강에도 빈익빈 부익부가 있는 것입니다. 상황은 알지만 딱히 반박할 수 없는 뼈아픈 현실이기도 합니다.

이처럼 앉는 것은 세상 편한 자세이면서 동시에 건강을 위협하는 자세이기도 하죠. 이코노미클래스증후군은 결코 하늘 위에만 있는 게 아닙니다. 우리는 매일 같이 회사 사무실에서, 비좁은 지하철 좌석에서, 혹은 집 소파 위에서도 똑같은 위험에 직면하고 있습니다.

공간의 협소함만큼 시간도 중요한 변수입니다. 앉아 있는 시간이 길면 길수록 위험률은 올라가죠. 선 자세에 비해서 바르게 앉은 자세는 약 1.4배, 구부정하게 앉은 자세는 약 1.8배의 하중을 허리에 가합니다. 게다가 좁은 좌석에서 6시간 이상 같은 자세로 앉아 있게 되면, 앞서 설명한 것처럼 점탄성 때문에 인대가 늘어나는 효과, 고유감각 저하 효과 등으로 허리에 더욱 무리가 가는 것입니다. 이 압박은 디스크의 수분을 서서히 빼앗고 허리 근육을 긴장시키며, 결국 요통으로 이어집니다. 몸은 편한데, 척추는 괴로워지는 모순적인 상태가 바로 현대인의 좌식 문화죠.

의자는 허리뿐 아니라 어깨 건강에도 악영향을 미칩니다. 한 자리에 장시간 앉아 있다 보면 목과 허리의 정상적인 S자 곡선이 무너지고, 자연스럽게 머리가 앞으로 빠지는 거북목과 어깨가 안으로 말리는 라운드 숄더 자세가 발생하죠. 이로 인해서 근육 간의 불균형이 커지고, 어깨 관절의 불안정성이 증가하면서 소위 어깨충돌증후군(shoulder impingement syndrome)으로 쉽게 발전할 수 있습니다. 어깨 근육과 힘줄이 장시간 부동 상태로 있다 보면 국소적인 혈류 순환이 저하됩니다. 혈액 공급이 원활하지 않으면 힘줄의 영양 공급과 노폐물 배출이 어려워지면서 힘줄 조직의 퇴행성 변화를 가속화하죠.

앉는 데도 다 자세가 있어요

그렇다면 도대체 어떻게 앉아야 할까요? 사람들은 "허리를 곧게 세우면 된다."라고 말합니다. 하지만 그것은 절반만 맞는 말입니다. 허리를 뻣뻣하게 세우면 오히려 허리 근육이 과긴장하여 피로가 쌓이게 됩니다. 척추의 자연스러운 S자 곡선을 유지해야 올바른 앉은 자세입니다. 허리를 억지로 펴는 것이 아니라 골반을 바로 세워 척추가 저절로 정렬되도록 하는 거죠. 자고로 앉는 자세의 기본은 서는 자세입니다. 서 있는 자세에서 구부정한 사람은 바로 앉을 수도 없습니다.

그럼 어떻게 앉아야 할까요? 먼저 상체에 힘을 빼고 바로 선 자세에서 고관절을 굽힙니다. 이렇게 하면 허벅지 앞쪽에 힘이 들어가는데 허벅지 앞쪽에 힘이 들어가 있는 것을 인지한 상태에서 무릎을 굽혀 의자에 천천히 앉습니다. 엉덩이가 의자에 닿은 이후에 고관절을 펴서 자세를 취합니다. 일련의 모든 동작에서 상체, 특히 어깨 쪽에 힘이 들어가서는 안 되고 허벅지 앞쪽에 힘이 들어가 있다는 것을 인지한 상태여야 합니다. 이를 위해서는 엉덩이를 의자 깊숙이 넣고 앉아 골반이 뒤로 말리지 않게 해야 합니다. 허리 뒤에는 작고 단단한 쿠션을 대어 요추를 지지해 주는 것도 좋습니다. 이렇게 하면 척추가 중립 상태를 유지하면서도 근육의 긴장은 최소화됩니다. 이 부분은 중요하기 때문에 뒤에서 더 자세히 설명드리려고 합니다.

무릎의 높이도 중요합니다. 무릎이 엉덩이보다 너무 높으면 골반이 뒤로 말리며 허리가 둥글게 휘어지고, 반대로 너무 낮으면 허리가 과신전되어 통증이 생깁니다. 이상적인 자세는 무릎이 엉덩이와 수평이거나 약간 낮은 상태이며, 발바닥은 바닥 전체에 안정적으로 닿아 있어야 합니다. 발이 뜬다면 발 받침대를 따로 사용하는 것이 좋습니다. 또한 의자의 좌판이 너무 길면 허벅지 뒤쪽이 눌려 혈액순환이 방해받을 수 있으므로 앉았을 때 무릎

뒤와 의자 끝 사이에 손가락 두세 개가 들어갈 정도의 공간이 남는 것이 적당합니다.

바른 자세의 핵심에는 시간도 포함됩니다. 아무리 완벽하게 앉았다 하더라도 한 자세를 오래 유지하면 그것은 결국 나쁜 자세가 됩니다. 결국 시간 문제입니다. 인간의 디스크는 움직임을 통해 영양분을 공급받습니다. 따라서 30~40분마다 한 번씩은 자리에서 일어나 가볍게 스트레칭을 하거나, 허리를 펴주며 기지개를 켜고, 천천히 어깨와 골반을 돌려주는 게 필요합니다. 혹은 앉은 채로라도 엉덩이를 이용하여 체중을 좌우로 번갈아 옮기거나 발끝을 움직이는 것만으로도 큰 도움이 됩니다. 골반저근을 강화하는 **케겔 운동**(Kegel exercises) 역시 좋습니다. 의자에서의 작은 움직임이 혈류를 살리고, 근육을 깨우는 최소한의 운동이 되는 것입니다.

또 한 가지 간과하기 쉬운 점은 체중 중심의 균형입니다. 사람들은 무의식적으로 한쪽 엉덩이에 체중을 싣거나 다리를 꼬는 습관을 가집니다. 이는 골반을 비틀고 척추를 회전시키는 원인이 됩니다. 한쪽 엉덩이에 체중이 더 실리면 척추의 한쪽 디스크가 지속적으로 압박을 받아 불균형이 생기고, 시간이 지나면 한쪽 어깨가 내려가거나 허리가 휘는 변형으로 이어질 수도 있습니다. 바르게 앉기 위해서는 양쪽 엉덩이에 체중을 고르게 분산하고, 되도록 다리를 꼬지 않아야 합니다. 의식적으로 허리를 등받이에 살짝 기댄 상태에서 어깨를 자연스럽게 내리는 것이 중요합

니다. 잊지 마세요. 앉아 있는 시간이 길수록 척추는 늙고, 허리
는 더 쉽게 무너집니다.

바른 앉기 자세와
나쁜 앉기 자세

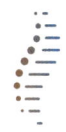

프랑스의 조각가 오귀스트 로댕의 〈생각하는 사람〉을 아시나요? 그의 작품 덕분에 우리는 지옥의 문 앞에서 죽음과 실존을 고민하는 한 인간의 억눌린 고뇌를 깊이 묵상하게 됩니다. 그런데 정형외과 전문의인 제가 보기에 〈생각하는 사람〉이야말로 전형적인 나쁜 자세란 나쁜 자세는 종합선물세트처럼 다 모아놓았다고 생각합니다.

일단 거북목이고요. 턱을 괸 오른쪽 팔꿈치는 왼쪽 허벅지에 놓여 있습니다. 허리가 뒤틀려 있다는 거죠. 허리를 앞으로 과도하게 구부린 상태로 한눈에 딱 봐도 너무 불편한 자세로 앉아 있습니다. 그래서 현대의 한 과학자는 죽음을 앞둔 시점에서 고뇌에 차서 생각하는 사람이 실존의 문제보다 당장 허리가 아파서 죽을 수 있다는 경고를 내놓았던 거겠죠.

앞서 언급했듯이 우리는 하루의 많은 시간을 앉아서 보냅니다. 그런데 하루 종일 로댕의 〈생각하는 사람〉처럼 앉아 있다면 우리 허리는 과연 어떻게 될까요? 상상만 해도 끔찍합니다. 어쩔 수 없이 내가 오랜 시간 앉아서 생활해야 한다면 최소한 바른 자세로라도 앉아야 합니다. 조금이라도 허리에 부담이 적을 수 있다면 더할 나위가 없을 것입니다. 이번 장에서 허리에 쓸데없는 부담과 불필요한 하중을 최소화할 수 있는 바른 앉기 자세와 반대로 허리에 지속적으로 하중을 주는 나쁜 앉기 자세를 비교하여 설명하겠습니다.

허리를 살리는 바른 앉기 자세

허리를 건강하게 지키는 바른 앉기 자세의 핵심은 단순히 허리를 곧게 세우는 것이 아니라 복횡근을 중심으로 한 코어 인지에 있습니다. 앞서 해부학적 구조에서 말씀드린 바와 같이, 복횡근은 복부 가장 깊숙한 곳에 자리하며 몸통 전체를 안쪽에서 감싸듯 지지하는 근육입니다. 이 근육이 적절히 작동해야 골반이 안정되고, 척추의 S자 곡선이 무너지지 않은 채 앉은 자세에서도 허리에 가해지는 압력이 최소화됩니다. 즉 바른 앉기란 겉모습의 자세가 아니라 몸속 깊은 곳의 긴장과 균형이 이루어진 상태를 말합니다.

먼저 바르게 앉기 위해서는 골반의 중립 정렬이 필요합니다. 대부분의 사람은 의자에 앉는 순간 골반이 뒤로 말리며 복부의 긴장이 사라집니다. 이때 허리뼈의 전만 곡선이 무너지고 디스크에 하중이 집중되죠. 따라서 엉덩이를 의자 깊숙이 넣고, 좌골이 좌판을 수직으로 누르도록 앉아야 합니다. 그런 다음 복부 깊은 곳, 배꼽 아래 약간의 위치에서 안쪽으로 가볍게 당겨지는 긴장감을 느껴야 합니다. 이때 복부를 세게 조이거나 배를 납작하게 누르는 것이 아니라 마치 아랫배 안쪽에서 가볍게 끈을 조이는 듯한 느낌으로 복횡근을 활성화하는 것이 중요합니다. 이게 바로 코어 인지입니다. 이 미세한 긴장이 코어의 기둥을 세워 주어 척추가 안쪽에서부터 안정됩니다.

복횡근이 활성화되면, 척추 주변의 다열근과 골반저근, 횡격막이 함께 작용하여 자연스러운 압력 균형이 형성됩니다. 이는 마치 몸 안쪽에서 풍선이 팽창해 척추를 안에서부터 지탱하는 것과 같습니다. 이 상태에서 어깨와 목의 힘을 빼면, 허리의 전만이 무너지지 않은 채 안정된 중립이 만들어집니다. 이런 자세에서는 겉으로 보기에는 힘을 주고 있지 않은 것 같지만, 몸의 중심은 매우 단단한 힘으로 붙들고 있습니다. 이때 호흡이 코어 안정성에 직접적인 영향을 줍니다. 복횡근은 횡격막과 함께 움직이죠. 숨을 들이쉴 때는 횡격막이 내려가면서 복부가 부드럽게 팽창하고, 내쉴 때는 복횡근이 자연스럽게 수축하며 복부를 가볍게 안쪽으로 모읍니다. 이때 아랫배가 살짝 당겨지는 느낌을 인식하면, 복횡근이 제대로 작동하고 있다는 겁니다. 이런 호흡 패턴은 앉아 있을 때 허리의 안정성을 유지하면서도 척추에 불필요한 긴장을 주지 않습니다.

장시간 앉아 있어야 할 때는 20~30분 마다 일어나서 잠시 보행을 하고 앉는 것이 허리에 가장 좋은 방법입니다. 하지만 그게 어렵다면 엉덩이를 3센티미터만 의자에서 들었다가 천천히 앉는 동작도 근육 피로나 감각 적응에 의한 허리에 부담을 효과적으로 줄여줍니다.

허리를 죽이는 나쁜 앉기 자세

이제 나쁜 앉기 자세를 살펴보죠. 허리에 가장 해로운 앉기 자세는 의자 깊숙이 기대앉은 채 골반이 뒤로 무너져 허리가 둥글게 말리고, 상체가 앞으로 쏠린 자세입니다. 최악은 의자 끄트머리에 엉덩이를 걸치고 앉아 있거나, 거북목으로 고개를 내민 자세입니다. 이런 자세에서는 디스크의 앞쪽(전방)에 압박이 집중되고 뒤쪽 섬유륜에는 전단력이 걸리게 됩니다. 시간이 지날수록 요추 주변 인대와 근육은 늘어진 상태로 구조적인 부담이 누적됩니다. 〈생각하는 사람〉이라는 작품이 인류의 실존과 고뇌를 상징하는 위대한 예술 작품일 순 있지만, 적어도 허리 건강에 있어서는 최악의 자세라는 것만큼은 분명한 사실입니다. 지금 당장 여러분이 앉은 자세와 얼마나 일치하는지 확인하시기 바랍니다.

두 번째 나쁜 자세는 겉보기에는 반듯해 보이지만 실제로는 허리를 과하게 꺾어 세운 자세입니다. 이런 자세에서는 허리 뒤쪽 관절이 서로 꽉 맞물리며 과도한 압박을 받습니다. 단기간에는 뭔가 자세를 고쳐 잡은 느낌이 들어 시원하다고 생각할 수 있지만, 오래 이어지다 보면 허리 뒤쪽(후관절) 통증, 허리 근육의 지속적 수축, 허리의 국소 피로로 이어질 수 있습니다. 허리를 과도하게 숙이는 것도 나쁘지만, 이 자세처럼 허리를 과도하게 세우는 것도 나쁩니다. 허리는 펴는 것이 아니라 가볍게 안정된 아치를 유지하는 게 건축학적으로도 더 안정적이라고 합니다.

세 번째로 흔한 나쁜 습관은 엉덩이를 한쪽으로만 실어 비뚤게 앉는 자세입니다. 골반을 비스듬하게 틀어 의자 모서리에 걸터앉거나, 한쪽 다리를 다른 쪽 위에 깊게 꼬고 허리를 틀어 놓은 채 장시간 앉아 있는 식입니다. 이런 자세는 편하고 여유 있어 보일 수 있지만, 실제로는 좌우 골반 높이를 다르게 만들고 척추를 비틀어놓습니다. 척추는 단순히 앞뒤로만 구부러지는 것이 아니라 회전과 옆으로 굽는 측굴까지 동시에 생깁니다. 이 비대칭 하중은 한쪽 허리나 엉덩이, 허리 옆선(요방형근 근처)에 만성적인 묵직함과 당김을 유발하죠. 공부하면서 다리를 계속 꼬거나, 의자에 비스듬히 앉아 휴대폰을 보는 습관은 허리뿐 아니라 목, 어깨 통증까지 연결하는 대표적인 나쁜 자세입니다.

네 번째로 좋지 않은 패턴은 오랫동안 자세를 전혀 바꾸지 않는 것입니다. 아무리 중립에 가까운 좋은 자세라도, 그대로 굳어 있는 시간 자체가 길어지면 결국 근육과 인대에는 피로가 쌓입니다. 허리 건강은 움직임으로 유지하고, 디스크는 반복적인 압박과 완화를 통해 탄력을 유지하죠. 그런데 한 자세로 굳어 있으면 그 부위는 계속 압박만 받고 회복할 틈을 얻지 못하게 되죠. 몸은 정상적인 자세에도 오래 노출되면 그 자체를 부담으로 느낄 수 있습니다. 결국 진짜 나쁜 앉기 습관은 '나쁜 정렬'뿐 아니라 '움직이지 않는 것' 그 자체이기도 합니다. 이 책을 읽는 순간에도 잠시 책을 엎어놓고 일어나 깊은 심호흡과 함께 기지개를 켜는 건 어떨까요?

일상에서 하는
허리 수행

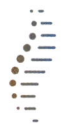

저는 "피할 수 없다면 즐겨라."라는 말을 듣고 자란 세대입니다. 모로 가도 서울로 가면 된다는 결과 주도형 사고방식이 사회 전반에 깔려 있던 시절의 이야기죠. 그런데 우리가 정말 하루 온종일 앉아 있을 수밖에 없는 상황에 놓였다면, 앉아서도 할 수 있는 운동을 생각해야 합니다. 차선이 최선이 되도록, 다시 말해서 피할 수 없다면 그 상황을 운동의 기회로 삼는 발상을 가져야 하는 것입니다. 앞서 누워서 하는 허리 수행에 대해 말씀드렸는데요. 이번 장에서는 앉아서 할 수 있는 허리 수행에 대해 설명을 해보려고 합니다.

의자 앞에서 하는 허리 수행

허리 수행은 시간과 장소를 가리지 않습니다. 허리 수행은 헬스장이나 치료실이 아니라 오히려 우리가 평소 가장 오래 머무는 자리에서 더 필요한 법이죠. 모니터 앞이나 운전대 앞 또는 책상 앞에서 할 수 있는 허리 수행은 시간도 절약해주고 효율적이기까지 합니다. 하루 대부분의 시간을 앉아서 보내는 현대인에게 의자는 허리를 시험하는 공간이자, 동시에 단련할 수 있는 수행의 현장이죠.

허리 수행의 핵심은 단연 코어 인지에 있습니다. 앞서 배운 것처럼, 복부 깊숙이 숨어 있는 근육을 스스로 자각하고 조절하는 능력이 바로 코어 인지입니다. 우선 모니터 앞에 앉을 때는 엉덩이를 의자 깊숙이 넣고 좌골이 바닥을 수직으로 누르도록 합니다. 그리고 배꼽 아래 복부 안쪽을 살짝 당겨주는 느낌을 유지합니다. 복부를 세게 조이는 것이 아니라 마치 아랫배 안쪽에서 천천히 실을 잡아당기는 듯한 긴장감이 느껴져야 합니다. 이렇게 복횡근을 활성화하면 허리의 S자 곡선이 자연스럽게 유지되고, 척추는 스스로 안정됩니다.

장시간 앉아 있을 때는 정적인 자세보다 미세한 코어 움직임이 필요합니다. 예를 들어 코로 깊게 숨을 들이마시며 복부를 부드럽게 팽창시키고, 입으로 내쉴 때 배꼽을 안쪽으로 천천히 당겨보세요. 이 복식호흡은 횡격막과 복횡근을 동시에 자극하고 코어 근육을 강화합니다. 숨을 내쉴 때 복부가 단단해지는 느낌을 인식하는 것만으로도 허리의 안정성이 크게 높아지는 걸 느낄 수 있어요. 이런 호흡을 10회 반복하면, 목과 어깨의 긴장도 함께 완화됩니다. 30~40분마다 의자에서 등을 세우고 복부에 힘을 주는 동작을 10초 정도 유지해 보세요. 자, 지금 당장 책을 내려놓고 해보세요.

코어 인지가 잡혔다면, **골반 틸트**(pelvic tilt) 운동을 시도해 볼 수 있어요. 허리를 세운 채로 골반을 천천히 앞뒤로 움직이며, 척추가 부드럽게 흔들리는 감각을 느껴보세요. 이때 복부에 힘을 주면 척추의 움직임이 자연스럽게 조절됩니다. 골반을 앞뒤로 10회 정도 움직이면 허리 주변 근육이 풀리고, 코어의 안정성이 높아집니다. 또 다른 방법으로는 **브레이싱**을 들 수 있습니다. 복부에 약간의 힘을 주어 배를 단단히 만들고, 그 상태를 10초간 유지했다가 5초 쉬는 식으로 5회 반복합니다. 복부의 미세한 긴장이 몸 전체의 중심을 바로 세웁니다.

운전대 앞에서 하는 허리 수행

운전대 앞에서 할 수 있는 허리 수행도 있습니다. 운전 중에는 오랜 시간 같은 자세로 앉아 있기 때문에 허리 근육의 피로가 빠르게 쌓입니다. 장시간 고속도로 운전을 하다 보면 허리가 뻐근한 이유가 바로 여기에 있죠. 우선 엉덩이를 좌석 깊숙이 밀착시키고, 허리와 등받이 사이에는 손바닥 한 장 정도의 공간을 남겨둡니다. 허리를 등받이에 완전히 붙이지 않고 복부로 스스로 허리를 지탱한다는 감각을 유지하세요. 이때 배꼽을 살짝 당기며 복부 안쪽에 긴장을 주면, 허리 전만이 무너지지 않고 안정된 곡선을 유지할 수 있습니다.

핸들을 잡을 때는 어깨에 힘을 빼고, 팔꿈치가 자연스럽게 구부러지게 합니다. 신호 대기 중에는 복식호흡을 하며 복부를 조이거나 풀어주는 것을 반복하세요. 이 작은 움직임이 허리의 혈류를 유지하고, 장시간 운전으로 인한 통증을 예방합니다. 부득이하게 장거리 운전을 해야 할 때는 한두 시간에 한 번씩 휴게소에 들러 잠시 차를 세우고 스트레칭을 해주는 것이 좋습니다. 일어선 상태에서 복부에 힘을 주고 상체를 좌우로 천천히 돌리거나, 허리를 뒤로 젖히며 호흡을 고르면 척추가 다시 제자리로 돌아옵니다.

이처럼 모니터 앞이나 운전대 앞에서의 허리 수행은 '코어를 깨우는 생활 습관'입니다. 코어 인지를 꾸준히 유지하면, 복부와 골반이 척추를 감싸는 내부 지지대를 형성합니다. 이는 단순히 통증을 줄이는 차원을 넘어 척추의 노화를 늦추고 장기적으로 허리 건강을 보호하는 역할을 합니다. 한 연구에 따르면, 코어 근육을 의식적으로 사용하는 사람은 허리 통증 발생률이 낮고, 이미 통증이 있는 경우에도 회복 속도가 빠르다고 합니다.

자연에 직선은 없다,
만곡의 이유

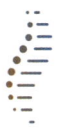

스페인의 명물 사그라다파밀리아를 지은 건축가 안토니 가우디 (Antoni Gaudi)는 생전에 "자연에 직선은 없다."라는 말을 한 것으로 유명합니다. 이게 무슨 말일까요? 일찍이 자연주의 입장에 선 가우디는 자연이 곡선을 그렸다면 인간은 직선을 그렸다고 보았습니다. 다시 말해서, 완벽한 직선이란 자연계에서 찾을 수 없는 형식이라는 거죠. 자연에는 곡선만 존재할 뿐입니다. 그는 이런 철학을 자신의 건축물에 그대로 적용했습니다. 가우디는 직선 기둥이 하중을 수직으로만 받거나 굽힘 모멘트에 취약한 반면, 곡선 구조는 하중을 압축력으로 변환하여 재료가 인장력을 받지 않도록 한다는 아치 구조의 원리를 극대화했습니다. 곡선이 구조적으로 더 안정적이고 효율적이라고 보고 생전에 이를 구현한 건물을 만들고 싶어 했죠.

인간의 허리도 마찬가지입니다. 허리가 은은한 곡선을 띠고 있는 이유는 그 구조가 압력에 가장 안정적이고 효율적이기 때문입니다. 그래서 허리 만곡은 세상에서 가장 아름다운 곡선이라는 말도 있습니다. 사람의 몸은 직선으로 세워져 있는 것처럼 보이지만, 실제로는 직선이 버티도록 설계되지 않았습니다. 척추는 목에서 등과 허리, 그리고 골반까지 이어지는 동안 부드러운 만곡을 가지고 있으며, 이 만곡은 우연히 생긴 형태가 아니라 하중을 분산하고 충격을 흡수하며 몸의 균형을 조절하기 위해 신이 설계한 필수 구조입니다. 이 곡선 덕분에 우리는 오래 서고, 걷고, 들고, 돌리고, 비트는 다양한 신체활동을 수행할 수 있게 된 거죠. 자연은 무리 없이 힘을 전달하기 위해 직선 대신 곡선을 선택하였고, 인체도 그 원리를 그대로 따르고 있는 셈입니다.

허리 만곡의 이유

신은 인간의 허리를 왜 곡선으로 만들었을까요? 척추 만곡의 중요한 기능 중 하나는 하중 분산입니다. 머리부터 팔과 몸통의 무게는 결국 골반과 다리로 전달되어야 하는데, 이때 모든 힘이 한 지점에 몰리게 되면 관절이나 디스크 같은 구조물은 쉽게 손상될 수 있습니다. 그러나 S자 형태의 척추 만곡은 수직으로 전달되는 하중을 여러 구간으로 나누어 흡수하고 분산하는 역할을 합니다. 곡선은 같은 충격에도 직선보다 휘면서 버틸 수 있는 여유 공간을 제공합니다. 다시 말해 척추 만곡은 일종의 스프링처럼 작용하여 상체에서 내려오는 무게와 바닥에서 올라오는 반발력을 완충시키는 중간 완충 장치 역할을 합니다.

현수교를 떠올려 봅시다. 와이어의 장력으로 어마어마한 철근 콘크리트 구조물을 지탱하는 건 인간이 척추를 보고 고안해낸 건축 기술의 승리죠. 직선보다 곡선이 더 큰 지지력을 갖는 이유는 우리 주변의 여러 사물로 쉽게 입증할 수 있습니다. 예를 들어, 평평한 종이 한 장은 쉽게 휘어지지만, 그 종이를 구부려 원통형으로 만들면 꽤 큰 무게를 지탱할 수 있는 강성이 생깁니다. 이러한 형태 자체가 제공하는 강성 덕분에 곡선 구조는 같은 양의 재료를 사용하더라도 직선 구조보다 외부 힘에 변형되거나 무너지지 않고 버티는 능력이 훨씬 뛰어납니다.

문제는 많은 환자가 바른 자세를 단순히 허리를 곧게 세우거나 등을 딱 편다는 식으로 오해하고 있다는 것입니다. 실제로는 허리를 억지로 펴서 직선처럼 만들려고 할수록 척추의 정상 만곡은 사라지고, 허리뼈나 목뼈에 과도한 긴장이 집중됩니다. 예를 들어, 가슴을 과도하게 젖혀 가슴을 쭉 내미는 방식으로 선 자세는 겉으로 보기에는 곧아 보일 수 있으나, 실제로는 허리의 전만이 과도해지고 갈비뼈 아래쪽이 앞쪽으로 벌어져 복부 코어의 지지가 풀리기 쉽습니다. 반대로 등이 말린 자세로 구부정하게 서 있는 경우에는 요추가 납작해지고 골반이 무너져 복부와 둔근이 제 역할을 하지 못하게 됩니다. 즉 바른 자세는 억지로 곧게 만드는 자세가 아니라 본래의 곡선을 스스로 유지할 수 있게 도와주는 자세입니다.

코어 인지와 만곡은 병행한다

직선보다 곡선이 더 튼튼하다는 건 인류의 오랜 발견이었습니다. 로마인들이 아치 구조의 구조적 효율성을 극대화하여 수로를 건설했다는 건 다 알려진 사실이죠. 개선문이나 콜로세움 등 거대한 공공 건축물에 사용하여 곡선이 직선보다 훨씬 넓은 간격을 안정적으로 지탱할 수 있음을 입증했죠. 로마 건축 기술의 핵심은 '키스톤(Key Stone)'을 아치 중간에 끼워 넣어 아치 전체가 압축력을 받도록 하는 원리였는데, 이는 우리 허리 만곡과 매우 유사한 구조를 갖고 있습니다.

이 만곡을 실제로 유지하는 숨은 주역이 바로 코어 근육입니다. 코어는 흔히 배에 힘을 주는 근육 정도로만 이해되지만, 실제로는 복부 앞쪽 근육과 옆구리 근육 또 복부 가장 깊은 층에 있는 복횡근, 허리뼈 바로 주변에서 척추를 지지하는 다열근 그리고 횡격막과 골반저근까지 포함하는 넓은 개념입니다. 이 근육들은 허리를 꺾어 올리는 큰 힘을 내기 위한 것이 아니라 척추를 안정적인 기둥처럼 고정하고 불필요한 흔들림을 줄여주기 위한 미세 조절 장치 역할을 합니다.

　사람은 서 있을 때도 완전히 가만히 있는 것이 아니라 계속해서 아주 작은 범위에서 흔들리고 있습니다. 이때 척추는 그 작은 흔들림마다 순간적으로 기울어지거나 비틀리려는 경향을 보이며, 이 미세한 흔들림을 억제하는 역할을 코어가 담당합니다. 즉 코어는 우리 몸의 중심에서 지속적으로 자세를 보정하는 자동 안정화 장치라고 할 수 있습니다. 초고층빌딩이 자연스럽게 바람이 부는 방향으로 건물 전체가 휘는 것과 비슷한 이치라고 보시면 됩니다.

요추 전만: 허리 재활의 성배

요추 전만 자세는 허리 재활에 있어 성배와 같습니다. 이 자세를 흔히 **자연스러운 요추 전만**(natural lumbar lordosis)이라고 합니다. 전만 자세를 잃으면 '도적처럼' 척추 질환이 찾아오죠. 요추 전만은 척추가 측면에서 보았을 때 C자형 커브를 유지하여 중력에 의한 하중을 효율적으로 분산하는 핵심 기전입니다. 많은 환자분이 이를 오해하여 허리를 과도하게 젖히는 '과신전'을 시도함으로써 병변이 악화합니다. 여기에는 일부 저자들의 저서도 한몫했습니다. 요추 전만은 척추 재활의 성배와도 같지만, 그 형성 과정에 따라 약이 될 수도 있고 독이 될 수도 있습니다. 임상 현장에 있다 보면 전만이라는 '형태(shape)'에 집착하다 '기능(function)'을 망각하는 실수를 종종 목격합니다.

강제적 전만은 더 위험합니다. 강제적 전만은 척추기립근 같은 겉근육을 주동근으로 사용하여 허리를 인위적으로 젖히는 상태인데요. 보통 이 자세는 '과신전'으로 분류되어 퇴행성 관절염을 유발합니다. 과신전은 척추 후방 관절이 서로 충돌하며 염증을 유발하고, 척추관 협착이 있는 상태에서 과신전은 척추관 뒤쪽의 황색인대가 접히고 관절돌기가 비후되어 신경 통로를 좁힐 우려가 있죠. 이는 협착증 환자에게는 더욱 치명적입니다. 겉근육은 순간적인 힘을 내는 데 유리한 속근 섬유(fast-twitch fiber)의 비율이 높아 자세 유지와 같은 지구력을 요하는 행동에는 부적합하죠. 이를 자세를 유지하는 데 계속 쓰면 금방 지치고 젖산이 축적되어 만성 통증으로 이어집니다.

그럼 코어 인지를 이용한 자연스러운 요추 전만은 무엇일까요? 자연스러운 요추 전만은 척추를 젖히는 게 아니라 '세우는' 과정에서 발생합니다. 이는 복횡근으로 대표되는 심부 코어 근육이 어느 정도 긴장도를 유지함으로써 척추 앞쪽에서 자연스러운 복강 내압과 함께 척추 앞쪽에서 몸통을 지지하고, 흉곽과 골반이 수직 정렬을 이룰 때 수동적으로 형성되는 곡선입니다. 즉 코어 인지가 얻어지면 자연스레 요추 전만이 형성되는 겁니다. 자연스러운 요추 전만이 가장 이상적인 허리 자세입니다.

고관절 주도
기립 훈련법

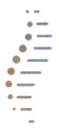

저는 개인적으로 딸아이가 인생에서 처음 두 다리로 일어섰을 때 느꼈던 감격을 아직도 잊지 못합니다. "우리 애가 걸었어요!" 팔불출처럼 동네방네 자랑하고 싶은 마음이 굴뚝같았죠. 엄마 품에서 젖 먹던 아기가 생애 처음으로 오로지 자신의 힘으로 일어서는 그 순간은 부모에게 형언할 수 없는 벅찬 기쁨과 감격을 안겨주는 추억입니다. 사실 제 발로 일어설 줄만 알아도 홀로 인생을 살아갈 최소한의 능력은 갖췄다고 할 수 있죠. 그만큼 우리 인간에게 일어선다는 행위는 인생에서 대단한 기점으로 여겨집니다. 동시에 우리 허리에게도 상당한 의미를 지니죠.

제대로 일어서는 법

허리 안정성을 위해서는 일단 잘 앉아야 하고, 그다음은 잘 일어나야 합니다. 잘 일어나지도 못하는데 걷거나 달리려고 해서는 안 되겠죠? 다행히 내가 남의 도움을 받지 않고 제대로 일어설 수 있는지 확인하는 테스트가 있습니다. 소위 **앉았다 일어나기 테스트**(sitting–rising test, SRT)라고 합니다. 환자가 서 있는 자세에서 바닥에 양반다리(cross-legged)로 앉은 다음, 다시 선 자세로 일어나는 과정을 최소한의 지지만을 사용하여 수행하도록 합니다. 앉았다가 일어나는 동작을 평소 얼마나 안정적이고 효율적으로 수행하는지 평가하는 간단한 체력 건강 지표라고 할 수 있죠. 특히 노화와 근력, 균형감각, 유연성, 전신 기능뿐 아니라 코어 인지와 척추 안정성을 한 번에 평가할 수 있어서 전 세계적으로 많이 쓰이고 있답니다.

이 테스트는 '바닥에 앉았다가'(5점) '다시 일어나는'(5점) 과정에서 손이나 무릎을 몇 번 짚는지 점수를 매겨 총 10점 중 감점될수록 신체 기능이 떨어진다고 판단합니다. 특히 낙상은 노인의 생명을 위협하는 아주 무서운 사고입니다. 앉았다 일어나는 과정에서 중심이 흔들리거나 손을 짚으면, 신체 균형 능력이 약한 것으로 해석해서 여러 의학적 조치가 들어가죠. 실제로 브라질에서 2012년 수행된 대규모 연구에서 SRT 점수가 1점 떨어질 때마다 사망 위험이 약 21퍼센트 증가한다는 결과도 있었죠. SRT는

평가 항목	세부 동작과 기준		배점 및 감점
기본 점수 (10점 만점)	앉는 동작(서 있는 자세에서 양반다리로 바닥에 앉기)		5점
	일어나는 동작(바닥에 앉은 자세에서 다시 일어나기)		5점
감점 요인 (각 단계별 적용)	신체를 이용한 지지	손이나 발로 바닥을 짚을 때	-1점
		무릎이 바닥에 닿을 때	-1점
		다리 측면이 바닥에 닿을 때	-1점
		손으로 허벅지나 무릎을 짚을 때	-1점
	균형 상실	앉거나 일어나는 과정에서 비틀거리거나 불안정할 때	-0.5점
최종 점수	기본 10점 - 감점 요인의 합		0~10점

하체 근력(특히 둔근, 대퇴사두근)과 코어 안정성, 고관절 유연성, 균형 유지 능력 등 일어서는 동작 하나에 전신 기능이 모두 들어있기 때문에 평가 가치가 높습니다.

관절 주도의 기립

일어서는 것도 훈련이 필요합니다. 우린 모두 처음 자리에서 일어섰을 때, 두 다리로 일어났던 그 감각의 순간으로 되돌아가야 합니다. 바로 **고관절 주도 기립 훈련법**(hip hinge-based sit-to-stand training)이 도움이 될 겁니다. 이 훈련은 앉은 자세에서 안전하게 일어서는 법을 다시 가르치는 훈련입니다. 이름 그대로 고관절 즉 엉덩이 관절을 중심으로 움직이며, 허리와 다리가 올바르게 협력하도록 만드는 방법입니다. 많은 사람은 의자에서 일어설 때 허리를 꺾어서 발로만 밀어 일어서거나 무릎만 앞으로 밀어 세우듯이 올라오려 합니다. 이런 방식은 순간적으로는 편해 보이지만 허리뼈에 전단력과 굴곡 스트레스를 몰아주고 무릎관절에 과부하를 줍니다. 반면 고관절 주도 기립은 엉덩이와 허벅지의 큰 근육을 주축으로 삼아 체중을 들어 올리도록 유도하며, 허리는 중립을 유지한 상태로 보호합니다.

고관절 주도 기립의 출발점은 고관절을 '접는' 느낌입니다. 바르게 앉은 상태에서 일어나기 전 상체를 약간 전방으로 기울이되 허리를 둥글게 구부리지 않습니다. 대신 고관절을 접듯이 엉덩이를 뒤로 보내며, 배와 허리를 하나의 단단한 블록으로 유지합니다. 이때 허리는 둥글게 말리지도 않고 과하게 젖혀지지도 않은 중립 상태를 유지해야 합니다. 상체를 약간 앞으로 보내는 이유는 무게 중심을 발 위로 옮기기 위함이죠. 허벅지 위로 상체를 보낼 때 반드시 고관절에서 접히도록 의식해야 합니다. 고관절을 굽힌다는 느낌은 엉덩이 관절이 경첩처럼 접히고 펼쳐지는 느낌입니다. 반대로 허리를 둥글게 말아 흉추와 요추를 접어버리면 요추 디스크와 인대에 부담이 커지므로 피해야 합니다. 즉, 가슴은 앞으로 가되 허리는 무너지지 않는 것이 이상적입니다.

무게 중심이 발 위로 온 다음에는 다리가 바닥을 강하게 밀어

올리며 기립을 시작합니다. 이 순간에 무릎만 앞으로 밀어 세우지 않습니다. 무릎을 앞으로 쭉 밀어 버리면 무릎관절에 큰 전단력이 생기고, 고관절과 둔근(엉덩이 근육)이 제 역할을 하지 못하게 됩니다. 대신 엉덩이를 밀어 올린다는 감각을 가져야 합니다. 엉덩이를 등 뒤에서 위로 끌어올린다는 느낌, 즉 둔근이 허벅지와 함께 체중을 들어 올린다는 느낌이 핵심입니다. 앉은 자세에서 일어나는 동안 복부 깊은 코어 근육의 인지도 매우 중요합니다. 복부의 심부층 근육들, 특히 복횡근은 복부를 안쪽에서 살짝 조여서 몸통을 한 덩어리로 묶어 주는 역할을 합니다.

우리는 다시 아장아장 걸음마를 배우는 아기로 되돌아가야 합니다. 일어서는 법부터 다시 배워야 하죠. 제대로 일어서고 제대로 앉는 법은 허리 건강을 확보하는 훌륭한 훈련이 됩니다. 일어설 때 허리를 꺾거나 말지 않고 중립을 유지해야 합니다. 무릎만 밀어 세우지 않고, 둔근과 허벅지가 주동력을 담당하게 만드는 게 핵심입니다. 고관절 운동을 통해 요추에 쏠리던 하중을 분산하고 무릎 관절의 전단력을 줄이며, 전신의 균형과 안정성을 동시에 확보할 수 있죠. 의자 높이를 적절히 조정하고 통증 없는 범위 내에서 천천히 반복하며, 복부의 가벼운 긴장과 엉덩이의 추진력을 의식적으로 연결하는 것이 핵심입니다.

짝다리 짚는 사람이
피할 수 없는 결과

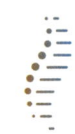

영화나 드라마를 보면 깡패들은 왜 하나같이 짝다리를 짚고 있을까요? 멋있게 보이려고 그러는 걸까요, 아니면 무섭게 보이려고 그러는 걸까요? 한 가지 사실은 확실합니다. 이유와 목적이 뭐든지 간에 허리 건강에는 최악인 자세라는 것이죠. 한쪽 다리에 체중을 싣고 반대쪽 다리는 옆으로 느슨하게 빼두는 자세가 언뜻 보면 여유만만해 보이지만, 인체의 구조적 측면에서 볼 때는 절대 추천하고 싶지 않습니다. 이번 장에서는 서 있는 자세에도 다 나름의 방식과 원칙이 있다는 사실을 말씀드리려고 합니다.

짝다리의 습격

습관적으로 짝다리를 짚는 것은 단순히 자세의 문제가 아니라 골반의 비대칭과 척추 정렬의 변화를 불러오는 시작점입니다. 체중이 한쪽으로 치우치면 골반이 기울어지고, 골반이 비틀린 상태가 지속되면 척추의 만곡이 비정상적으로 변하게 됩니다. 언제나 시작은 지극히 사소해 보이는 점에서 출발하죠. 그 점이 점차 커지고 벌어져 더 이상 수습할 수 없을 때가 되고 나서야 문제의 심각성을 깨닫게 됩니다. 이렇게 작은 불균형이 누적되면 요통부터 좌골신경통 그리고 추간판탈출증까지 이어질 수 있어요. 결국 짝다리는 겉으로는 편안해 보이지만, 내부적으로는 근육과 디스크가 고통을 호소하는 자세입니다.

짝다리 자세가 갖는 문제 중 첫 번째는 골반의 기울어짐입니다. 우리 몸은 체중을 양쪽 다리에 고르게 분산시킬 때 가장 안정적입니다. 신이 인간에게 두 다리를 주신 이유가 있는 거죠. 하늘의 뜻을 거슬러 하중을 한쪽 다리에 얹으면, 그쪽 골반은 상대적으로 올라가고 반대쪽 골반은 내려갑니다. 이때 위쪽으로 올라간 쪽의 중둔근과 대둔근은 짧아지고, 반대쪽 근육은 늘어나며 비대칭적인 긴장 상태가 만들어집니다. 이때 중요한 것이 바로 신체 '항상성'이란 특징입니다. 우리 몸은 귀신같이 비대칭을 눈치채거든요. 조금이라도 뒤틀린 자세가 굳어지면 몸은 마치 풍선 효과처럼 바로 반대 방향으로 힘을 주게 됩니다.

두 번째 문제는 척추의 측만과 회전입니다. 이것 역시 항상성의 여파입니다. 골반이 한쪽으로 기울면 척추는 중심을 맞추기 위해 반대 방향으로 휘어집니다. 이때 척추는 단순히 옆으로 휘는 것이 아니라 동시에 비틀리는 회전 변형을 겪습니다. 한쪽 허리 근육은 과도하게 긴장하고, 반대쪽은 느슨해져 근육의 좌우 대칭이 무너집니다. 장시간 이런 상태가 지속되면 척추의 S자 만곡이 변형되어 요추의 한쪽 마디에 비정상적인 압력이 집중되죠. 특히 짝다리를 짚을 때 무게를 지탱하는 다리 쪽의 요추 후방부에는 축력과 전단력이 동시에 작용하게 되는데, 이 힘이 반복되면 추간판 섬유륜에 미세한 파열이 생깁니다. 처음에는 단순한 근육 뻐근함으로 느껴지지만 시간이 지나면 요추 추간판탈출증으로 이어질 수 있습니다.

세 번째 문제는 근육과 신경의 불균형입니다. 짝다리를 짚는 동안 체중이 실린 쪽 다리의 둔근과 대퇴사두근, 종아리근은 지속적으로 긴장합니다. 반면 반대쪽 다리는 하중을 거의 받지 않아 근육이 약해지죠. 이런 불균형은 골반뿐 아니라 척추 주변 근육에도 영향을 줘서 허리의 한쪽이 더 단단하게 굳어지고 다른 쪽은 느슨해지는 비대칭 패턴을 만듭니다. 결국 척추기립근과 복부 코어 근육의 협응이 깨지고, 몸의 중심선이 흐트러집니다. 자세는 매번 구부정해지죠. 이 상태가 지속되면 신경 압박이 발생해 한쪽 엉덩이나 허벅지 뒤로 저림이 나타날 수 있습니다. 많은 허리 통증 환자분이 왼쪽이나 오른쪽만 당긴다고 호소하는 이유가 바로 이런 구조적 불균형과도 관계가 있습니다.

네 번째 문제는 더 심각합니다. 짝다리는 코어의 비활성화를 가져오죠. 짝다리를 짚는 동안 사람은 무의식적으로 몸을 한쪽 다리에 기대게 됩니다. 이렇게 되면 복부의 심부근육 특히 복횡근과 다열근의 긴장이 풀립니다. 원래 코어 근육은 척추의 만곡을 안정적으로 유지해 주는 역할을 하지만, 짝다리를 오래 유지하면 이 근육들이 사용되지 않아 약해집니다. 코어가 약해지면 척추는 더 이상 능동적인 안정성을 유지하지 못하고, 인대나 디스크 같은 수동 구조물에 의존하게 됩니다. 이는 장기적으로 허리에 부담을 주어 디스크 퇴행을 촉진합니다. 결국 짝다리 습관은 허리를 버티는 근육에서 기대는 구조물로 바꾸는 것입니다.

제대로 서 있는 법

바로 서기의 핵심은 '이완된 직립'입니다. 억지로 힘을 줘서 펴는 게 아니라 코어의 지지를 통해 자연스럽게 펴지는 상태여야 합니다. 서 있을 때 양발의 간격은 골반 너비 정도로 두고, 체중이 양쪽 발뒤꿈치와 앞꿈치에 균등하게 분포되도록 해야 합니다. 엄지발가락 밑과 새끼발가락 밑 그리고 뒤꿈치 등 발의 세 지점을 바닥에 고르게 누르며 중심을 느끼는 것이 핵심입니다. 무릎엔 힘을 주지 않은 채 부드럽게 펴고, 허벅지 앞 근육에 가벼운 긴장을 유지합니다. 골반은 오리 궁둥이나 배불뚝이가 되지 않도록 중립을 맞추고 복부에 힘이 풀리지 않도록 살짝 배를 안으로 끌어당깁니다. 이때 어깨는 편안히 내려야 합니다. 괜히 날개뼈를 모으거나 가슴을 내밀지 말아야 합니다. 시선은 정면을 향하며, 턱을 살짝 당겨 목의 중립을 맞춥니다.

바른 정렬이 익숙하지 않다면 앞에서 설명한 고관절 주도 서기 훈련을 시도해 볼 수 있습니다. 예를 들어 의자에서 일어설 때 허리로 밀어 올리는 대신 엉덩이를 중심으로 굽히고 펴는 훈련을 반복합니다. 허리를 곧게 유지한 채 상체를 약간 숙이고 엉덩이를 뒤로 빼면서 고관절을 접었다가 다시 펍니다. 이때 허벅지와 엉덩이 근육이 주로 작용하며, 복부 코어는 중심을 잡습니다. 이렇게 움직이면 허리에 전단력이 줄고, 코어와 하지의 협응이 자연스럽게 강화됩니다. 즉 짝다리로 인해 흐트러진 **척추 → 골반 → 다리**로 이어지는 연결을 다시 통합하는 과정입니다.

혹시 트레킹을 해보신 적 있으신가요? 저는 트레킹을 좋아하는데요. 트레커들이 산행할 때 '스틱(stick)'을 이용하는 이유가 뭘까요? 튼튼한 두 다리가 있는데도 왜 보조 스틱을 양손에 꼭 쥐고 산행을 하는 걸까요? 이유는 간단합니다. 체중을 양팔과 다리로 분산시켜 몸통의 흔들림을 줄여 척추와 고관절에 가해지는 부담을 줄이기 위해서입니다. 평지처럼 완만한 능선도 있지만, 때로는 오르막과 내리막이 혼재된 매우 고난도의 산길과 오솔길이 이어지기도 하죠. 그렇게 다양한 지형을 오르내릴 때 아무리 경험 많은 트레커나 산악인이라 해도 두 다리로만 체중을 지탱하는 일이 쉬운 것만은 아니랍니다.

짝다리를 교정하려는 사람은 물론 선 자세가 나쁜 사람, 직업상 하루 종일 서 있어야 하는 사람도 이 방식으로 선 자세를 교정할 수 있습니다. 서 있을 때 한쪽 다리에 체중이 실리지 않도록, 아니면 척추를 너무 느슨하게 만들지 못하도록 무게를 양팔이나 물체에 분산시키는 훈련을 해보는 거죠. 예를 들어 양손을 벽에 살짝 짚거나 가벼운 물체를 양손에 들고 중심을 맞추며 서는 연습을 하면 코어 감각을 유지하는 데 도움이 됩니다. 또한 바닥의 요철이나 경사면에서도 양발로 균형을 맞추는 감각 훈련을 하면 불량한 자세로 인한 비대칭 보상을 줄일 수 있습니다.

Summary

6부 | 허리 수행의 확장선: 앉기와 서기

- 앉은 자세의 위험성: 앉는 자세는 서 있을 때보다 허리에 1.5배 이상의 하중을 주며, 한 자세로 오래 있는 것이 가장 해롭습니다.
- 바른 앉기 자세: 척추의 S자 만곡과 자연스러운 요추 전만을 유지해야 하며, 구부정한 자세는 하중을 한 군데에 몰아 통증을 키웁니다.
- 힙 힌지 기립: 일어설 때는 허리를 꺾지 말고 고관절을 접는 힙 힌지로 체중을 이동해야 허리 부담을 줄일 수 있습니다.
- 허리 만곡 유지: 인위적으로 허리를 펴는 직선 자세보다는 척추의 자연스러운 S자 곡선을 지키는 것이 가장 효율적입니다.

"모든 위대한 생각은 걷기에서부터 나온다."

———

프리드리히 니체

허리 수행의 연장선: 걷기와 뛰기

잘못된 걸음걸이가
허리를 망친다

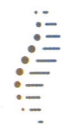

우리는 모두 기억합니다. 아이가 처음 두 발로 일어서서 아장아장 걸음을 떼던 그 순간을 말이죠. 하지만 우리는 그 첫걸음이 얼마나 오랜 세월 우리 척추를 지탱할 힘이 될지, 혹은 얼마나 쉽게 무너뜨릴 수 있을지 잘 모릅니다.

혹시 여러분은 자신의 걸음걸이를 거울로 보신 적이 있으신가요? 걸음걸이가 마음에 드시나요? 사람마다 독특한 걸음걸이 습관을 갖고 있습니다. 팔자걸음, 안짱걸음, 까치발 걸음, 발을 질질 끄는 걸음 등 그 모양도 자세도 다양하죠. 보행 시 코어의 역할은 매우 중요합니다. 걸을 때마다 발바닥에서 올라오는 충격은 다리를 타고 척추로 전달되니까요. 코어가 풀린 상태에서는 충격이 고스란히 요추 관절과 디스크로 전달되지만, 코어가 인지된 상태에서는 복횡근이 충격을 흡수하고 분산시키는 '에어백' 역할을 하죠. 이번 장에서는 개성 넘치는 걸음걸이를 최적의 표준 걸음으로 바꾸는 방법을 설명드리겠습니다.

토르소 걷기: 코어로 걷는다

사람들은 걷기가 다리로 하는 활동이라 생각합니다. 그러나 실제로 걸음의 질을 결정하는 것은 다리가 아니라 코어입니다. 우리는 모두 '몸통'으로 걸어야 허리가 살아납니다. 몸통으로 걷는 것을 가리켜 **토르소 걷기**(torso walking)라고도 부릅니다. '토르소'는 이탈리아어로 '상체'를 뜻하는데요. 보통 목과 팔, 다리를 제외한 흉곽과 복부, 골반을 포함하는 몸통 전체를 가리킵니다. 이 부위는 걸을 때 몸 전체의 균형과 방향, 힘의 전달을 담당하는 것으로 알려져 있죠. 그래서 정형외과 전문의들이 토르소가 '걷기의 엔진룸'이라고 부르는 것입니다.

그렇다면 토르소 걷기는 무엇일까요? 토르소 걷기는 단순히 다리만 움직이는 게 아니라 몸통 전체가 리듬 있게 회전하며 전진하는 움직임을 뜻하는데요. 간단히 말해서, 다리가 아닌 몸통으로 걷는 것입니다.

연습 방법은 다음과 같습니다. 시선은 정면을 향하고, 하늘에서 정수리를 잡아당기는 것처럼 척추를 곧게 세웁니다. 팔꿈치는 가볍게 구부리고 뒤를 친다는 느낌으로 흔듭니다. 이때 어깨가 으쓱하지 않도록 힘을 빼야 합니다. 오른발이 나갈 때 왼쪽 가슴(어깨)이 자연스럽게 앞으로 나오는 '엇박자 회전'에 집중합니다. 억지로 몸을 비틀기보다는 척추(주로 흉추)의 리듬감을 느끼는 것이 중요합니다. 뒤꿈치부터 발바닥 그리고 앞꿈치 순서로 지면을 부드럽게 굴리며 마지막에 엄지발가락으로 바닥을 밀어냅니다. 이때 호흡은 할로잉 호흡법을 활용하는 것이 좋습니다.

토르소 걷기의 핵심은 코어 근육을 활성화하는 것입니다. 걸을 때 코어가 척추를 잡아주면 골반을 중심으로 몸통이 자연스럽게 좌우로 회전하면서 리드미컬하게 앞으로 나아갈 수 있죠. 걷는 동안 오른쪽 다리가 앞으로 나가면 왼쪽 어깨가 자연스럽게 앞쪽으로 회전하게 됩니다. 이 회전이 바로 토르소 걷기의 핵심 리듬입니다. 팔과 다리는 단지 척추를 거들 뿐 이 몸통 회전에 맞춰 '따라가는 역할'을 합니다. 토르소 걷기는 코어 근육을 통해 척추 안정화를 이루면서 동시에 에너지 효율도 뛰어난 걸음걸이입니다. 한마디로 일석이조인 셈이죠.

이는 최근 연구로도 입증되었습니다. 2021년 한 연구에 따르면 이족 로봇을 대상으로 토르소 걷기의 에너지 효율을 분석했는데, 몸통을 고정하며 걸었을 때보다 약 평균 12퍼센트 이상의 에너지 절감 효과가 있었다는 사실을 과학적으로 밝혀냈죠. 인간과 동일한 이족보행을 하는 로봇이 걷기 위해서는 단지 다리만 아니라 몸통의 움직임이 걷기 효율과 척추 안정성에 중요한 변수가 될 수 있다는 점을 보여주었습니다. 이뿐 아니라 웨어러블 센서나 보조기기를 상체에 달고 토르소 걷기 시 보행의 안정성을 측정하여 척추 안정성을 입증하는 연구가 지금도 활발히 이뤄지고 있습니다.

허리를 망치는 잘못된 걸음걸이

반면 잘못된 걸음걸이가 허리를 망가뜨리는 과정은 이보다 조용합니다. 우선 골반의 대칭이 깨집니다. 한쪽 다리에 체중이 실릴 때 골반이 좌우로 기울고, 이 비대칭이 그대로 척추 만곡에 직격탄을 날립니다. 짝다리로 서는 습관, 체중을 한쪽으로 싣는 걸음, 무릎이 안쪽으로 모이며 안짱다리처럼 걷는 내반 보행 등은 모두 허리의 하중 분산 구조를 무너뜨립니다. 골반이 한 방향으로 기울거나 회전된 채로 굳어지면 척추는 중심을 맞추려고 반대로 보상하게 됩니다. 그 보상은 요추 하부 특히 L4부터 S1 부근에 비정상적인 압력을 집중시키죠. 걷기만 해도 허리가 아프다고 투덜대는 분들이 이런 케이스입니다.

다음으로 나타나는 변화는 코어의 비활성화입니다. 중심이 틀어진 걸음에서는 복부 깊은 근육들이 제 역할을 하지 못하고, 허리나 엉덩이의 큰 겉근육들이 대신 몸을 붙잡고 버티게 됩니다. 그러면 복횡근은 점점 잊힌 근육이 되고, 겉근육의 만성 긴장은 점점 심해집니다. 걸으면서 더 이상 코어 인지가 안 되는 거죠.

이런 상태가 계속되면 허리는 작은 일에도 쉽게 피로해지고, 보행 자체가 허리에 충격을 반복적으로 가하는 결과를 낳습니다. 그렇게 누적된 충격은 디스크의 돌출이나 퇴행뿐 아니라 황색인대의 비후와 같은 구조적 변화를 유발하며, 척추관을 좁히고 신경을 압박하는 결과까지 초래할 수 있죠.

허리 건강을 원한다면, 걸음부터 다시 배워야 해요. 걸음마를 시작하는 단계로 돌아가는 겁니다. 토르소 걷기는 단순한 재활 운동이 아니라 걷기의 재교육입니다. 복부 깊은 곳에서 시작된 힘이 척추를 세우고 척추가 골반을 안정시키며, 골반이 다리의 움직임을 안내합니다. 온몸이 하나의 축으로 협응하는 상태를 다시 회복하는 과정이 코어 인지 걷기입니다. 자, 당장 오늘부터 시작해 보세요. 일상에서 걷는 게 얼마나 행복하고 가슴 벅찬 일인지 금세 알게 되실 거예요.

긴장된 근육을
스마트한 코어 근육으로

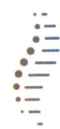

미스터 '추'의 하루는 보통 아침 7시 30분 요란하게 울리는 알람과 함께 시작됩니다. 아무리 자도 풀리지 않는 피로를 어깨에 짊어지고 젖 먹던 힘까지 낑낑대며 침대에서 몸을 가까스로 일으킵니다. 벌써 지각입니다. 미스터 추는 아침을 먹는 둥 마는 둥 빵 조각 하나로 때우고는 허겁지겁 지하철역으로 뛰어갑니다. 출근길은 언제나 하루 중 가장 힘든 도전입니다. 9시 정각, 그가 회사에 도착할 때쯤이면, 다른 동료들은 모두 데스크에 앉아 커피를 홀짝이며 하루를 가뿐하게 시작하는데 미스터 추는 이미 단축 마라톤 완주라도 한 것처럼 허리가 욱신욱신 쑤시기 시작합니다. 심장이 목까지 차오르는 느낌, 숨이 턱 막히는 그 순간, 그는 속으로 탄식합니다. "아, 나는 저질 체력인가 봐."

현대인은 피곤합니다. 미스터 추의 하루는 오늘날 현대인의 피곤한 삶을 보여주는 단상입니다. 그런데 왜 피곤한지 모릅니다. 그 피곤함이 상당 부분 허리에서 온다는 걸 아는지 모르는지 오늘도 비타민 음료 캔 하나로 피로감을 상쇄하려고 합니다. 서 있어도 앉아 있어도 마치 엉덩이 주사라도 맞은 듯 허리의 뻐근함은 도통 가시질 않습니다. 저는 환자들에게 허리가 저질 근육이면 남들보다 더 빨리 지치고 협착이나 디스크도 더 빨리 온다고 경고합니다. 괜한 이야기가 아닙니다. 슬로우 에이징의 관점에서 허리 안정성을 해치는 주범은 저질 코어 근육에 있으니까요. 대체 왜 그런 걸까요?

근육 키우기가 아니라 코어 인지

이 책에서 말하는 재활은 인지기능치료에 가깝다고 할 수 있습니다. 기존에 코어 강화 재활은 당장 통증을 느끼는 환자에게는 적용하는 데 한계가 있었습니다. 왜냐하면 강화를 위해 환자 스스로 힘을 주면 속근육이 아니라 겉근육에 힘이 더 들어가면서 허리 통증이 더 심해지기 때문이었죠. 이때는 욕심을 부리지 말고 호흡 훈련부터 시작해서 코어 인지 능력부터 키우는 게 바람직합니다. 평소에 꾸준히 수행한다면 '코어 인지'는 저절로 얻어집니다. 자신의 코어 근육을 느끼고, 조절하고, 적절한 타이밍에 활성화하는 능력을 상실했기 때문에 허리가 무너진 겁니다. 코어 근육은 작고 복부 깊은 곳에 위치하고 있어서 평소에 의식하지 않으면 잘 활성화되지 않죠. 코어 인지는 코어를 쓰는 법을 아는 것을 뜻합니다.

코어 인지는 이런 저질 근육을 되살리는 출발점입니다. 코어는 단순히 복부를 말하는 것이 아니라 척추와 골반, 그리고 몸통 전체를 안정시키는 심부 근육을 뜻합니다. 복횡근, 다열근, 횡격막, 골반저근이 대표적인 코어 근육입니다. 이들은 각각 몸의 중심에서 서로 협응하여 우리 몸이 일어설 때, 걷거나 달릴 때, 심지어 의자에 앉아 있을 때에도 자세를 유지하도록 돕습니다. 코어 근육은 몸의 중심을 단단히 고정하는 기둥이자 팔과 다리의 움직임이 전달되는 중간 다리입니다.

코어 운동은 복근의 근력과 지구력을 높이고, 신체의 활동량을 유지하는 데 큰 도움이 됩니다. 학술적으로 '코어 근력 운동'이라 불리는 이 운동법은 코어 안정성을 높이고 복부의 힘을 길러 일어서고 걷는 것은 물론 조깅이나 달리기 같은 동적 운동에서도 몸 전체의 에너지를 효율적으로 전달하는 능력을 향상시킵니다. 반대로 움직이지 않아 만들어진 저질 근육은 신체 안정화에 필요한 자세 감지 능력이 떨어지고, 일어서거나 앉는 데 어려움을 줍니다. 근육의 반응 속도가 느려 균형을 잃기 쉽습니다. 그 결과 보행 중에도 자주 넘어지는 일이 생깁니다. 결국 코어의 부재는 단순히 체력의 문제가 아니라 몸의 안전과 기능성 전반을 약화시키는 요인이 됩니다.

코어는 나이와 관계없이 누구에게나 필요합니다. 청소년에게는 성장기의 자세를 바로잡고, 노년층에게는 낙상 방지와 균형 회복에 도움을 줍니다. 특히 고령자에게는 코어의 약화가 낙상의 주요 원인이 됩니다. 속근육이 잘 기능하게 하는 것은 생명력과 직결된 문제입니다. 코어 근육이 살아나면 작은 흔들림에도 몸이 반응하여 중심을 바로잡을 수 있습니다. 이는 넘어짐을 예방할 뿐만 아니라 몸 전체의 신경 반응 속도를 빠르게 만들어 줍니다. 운동선수나 활동적인 사람에게도 코어는 성능의 중심입니다. 강한 코어는 단지 복부의 근력이 아니라 에너지를 전달하는 경로의 효율성을 의미합니다. 복부에서 발생한 안정된 중심력이 팔다리로 전달될 때, 점프력이나 스윙력은 배가되죠.

코어 운동의 방식은 다양합니다. 플랭크, 브리지, 데드버드, 버드독 등은 대표적인 코어 강화 운동입니다. 하지만 중요한 것은 동작을 몇 번 하는지가 아니라 감각의 질입니다. 아무리 많은 횟수를 반복해도 복부 깊은 곳의 긴장을 인식하지 못하면 진짜 코어 근육은 움직이지 않습니다. 느리게, 정확히 그리고 집중해서 수행하는 것이 핵심입니다. 코어 운동은 속근육의 섬세한 미세 조절을 배우는 과정이기 때문에 '빨리' 보다 '정확히'가 훨씬 중요합니다. 저질 근육을 코어 근육으로 바꾸는 길은 꾸준함에 있습니다. 처음에는 낯설고 어렵지만, 하루 10분이라도 복부의 긴장을 의식하고 호흡을 조절하는 습관을 들이면 몸은 빠르게 변할 수 있습니다.

줄넘기 어때요?

그래서 제가 권하고 싶은 운동은 바로 줄넘기입니다. 많은 사람이 줄넘기를 단순히 유산소 운동이라고 생각하지만, 실제로는 몸의 중심을 지탱하는 코어 근육이 섬세하게 작동해야만 안정적으로 수행할 수 있는 고난도 조절 운동입니다. 특히 코어 인지를 높이는 데 매우 탁월합니다. 이는 점프와 착지라는 반복 자극 속에서 복횡근과 다열근 그리고 골반저근과 같은 우리의 깊은 속 근육이 언제 켜져야 하고 언제 힘을 빼야 하는지를 학습하는 과정이기 때문이죠. 줄넘기를 시작하기 전에 가장 먼저 해야 할 일은 '준비 자세'를 세우는 것입니다. 발은 골반 너비만큼 벌리고 편안하게 땅을 딛고, 다리는 자연스럽게 서 있으며, 허벅지나 종아리에 불필요한 힘을 주지 않으려 노력합니다.

두 번째 단계에서는 줄을 사용하지 않습니다. 줄이 없으니 훨씬 마음 편하게 자신의 몸 내부 감각에 집중할 수 있죠. 줄 없는 줄넘기를 할 때 점프는 아주 낮게 합니다. 점프하며 몸이 위로 떠오르는 순간은 비교적 안정적입니다. 관건은 착지 순간입니다. 이 단계에서 가장 흔한 오류는 점프할 때 몸이 무너지고 배가 앞으로 불룩 튀어나오는 것입니다. 이는 복압 조절이 무너졌다는 의미이기 때문이죠. 무줄넘기 단계는 코어가 움직임의 시작과 끝에서 어떤 역할을 하는지 몸이 자연스럽게 학습하게 만드는 과정입니다.

줄 없는 줄넘기가 어느 정도 익숙해졌다면, 이제 줄을 들고 진짜 줄넘기를 시작합니다. 하지만 여기서도 점프는 여전히 낮고 작게 합니다. '높이뛰기'는 줄넘기를 잘하기 위한 조건이지 코어 인지를 높이는 조건은 아니죠. 줄을 넘어갈 정도의 최소한의 높이면 충분합니다. 좋은 줄넘기는 몸 전체가 균형 있게 하나의 덩어리처럼 움직이는 것입니다. 영화 〈록키〉에서 권투선수인 주인공이 줄넘기하는 모습을 떠올려 보세요. 점프 순간 골반이 흔들리지 않고 착지 순간 복압이 유지되며, 줄을 돌리는 팔의 움직임이 몸통을 뒤흔들지 않는지 느끼는 것이 핵심입니다.

네 번째 단계는 줄넘기를 30~50회 정도 연속해서 이어 나가는 과정입니다. 이때 중요한 것은 리듬입니다. 일정한 리듬을 유지한다는 것은 몸의 중심이 안정적으로 조절되고 있다는 것을 의미하죠. 리듬이 흔들린다면 코어가 피로해지면서 자세가 무너지고 있다는 뜻입니다. 호흡도 빼놓을 수 없는 중요한 요소입니다. 점프할 때마다 숨이 뒤흔들리거나 과호흡처럼 가빠진다면 코어의 긴장과 호흡의 흐름이 따로 놀고 있는 것입니다. 이 단계가 익숙하면 교차 줄넘기나 스텝 이동도 도전해볼 수 있죠. 중요한 건 내 수준에 맞게 하는 것입니다. 괜한 경쟁심으로 내 수준을 뛰어넘는 운동에 욕심을 내면 공든 탑이 와르르 무너지고 말죠.

혹시 『수학의 정석』이라는 책을 아시나요? 저는 『수학의 정석』으로 수학을 공부한 세대입니다. 저는 '이 책만 처음부터 끝까지 열심히 풀면 수학 시험에서 만점을 받겠지?'라는 기대감을 갖

1단계	2단계	3단계

- 발은 골반 너비, 가슴은 편안히 열고 어깨는 아래쪽
- 아랫배는 살짝 안쪽으로 당기고 펼친 느낌 (강하게 조이지 않음)
- 허리는 중립
- 무릎은 아주 약간 굽힘

- 줄 없이 제자리에서 아주 낮게 점프
- 올라갈 때 숨이 가볍게 들어가고, 내려올 때 배가 안정적으로 버티는지 확인
- 착지 시 발-종아리-앞쪽 허벅지-코어 순으로 충격이 올라오는지 인지

- 줄을 들고 작은 점프로 천천히 20~30회
- 코어가 가장 먼저 켜지는지 확인
- 허리가 뒤로 꺾이지 않도록 주의
- 착지할 때 배가 아래로 꺼지지 않도록 유지

5단계	4단계

- 팔을 더 크게 돌려서 줄넘기
- 교차 줄넘기
- 스텝 줄넘기(좌우 이동)

- 점프 리듬을 일정하게 30~50회 연속으로 유지
- 호흡은 자연스럽게, 복압은 무너지지 않게

고 깨알같이 필기하며 『수학의 정석』을 풀었습니다. 그런데 수학 실력이 일취월장으로 하루가 다르게 나아지려면 여기서 기본 전제가 하나 있었습니다. 먼저 중학교 수학부터 잘 알고 있어야 한다는 것입니다. 기초가 있어야 『수학의 정석』도 힘을 발휘할 수 있는 겁니다. 기초가 빈약하면 아무리 좋은 교재가 있어도 난해한 암호집과 다를 바 없겠죠.

우리 몸도 마찬가지입니다. 몸통의 균형 감각이 없는 건 중학교 수학 기초가 없는 거랑 비슷한 겁니다. 기초가 없는 상태에서

아무리 위에 『수학의 정석』을 쌓아 올린다고 실력이 늘지 않듯, 코어 인지조차 안 되어 있는 사람이 무리해서 줄넘기 운동을 하면 재활 효과는커녕 도리어 허리가 나빠질 수 있습니다. 허리 좋아지라고 운동을 했는데, 그 운동 때문에 허리가 나빠진 셈이죠. 항상 강조하는 것처럼 모든 운동에는 개인의 건강 상태와 증상, 연령, 상황 등 다양한 변수가 작동합니다. 그 변수가 길항작용을 할지 시너지를 낼지 사람마다 다 다릅니다. 줄넘기를 했는데 허리가 아프다면 당장 중지해야 합니다. 제일 좋은 건 주치의의 조언을 잘 듣는 겁니다.

파워 워킹보다는
슬로우 워킹을

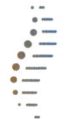

괴테는 "하루 세 시간씩 걸어라. 그러면 행복이 네 발로 걸어서 네게로 올 것이다."라고 말했죠. 매우 의미심장한 말입니다. 어쩌면 세기의 명작 『파우스트』가 하루 세 시간씩 걷던 산책길에서 구상되었을지도 모르니까요. 이뿐 아닙니다. 철학자 칸트는 매일 정해진 시간 몸종을 데리고 그가 살던 도시 쾨니히스베르크를 유유히 걸으며 깊은 철학적 사색에 빠졌다고 하죠. 그의 산책이 일과 중에 얼마나 정기적이었는지 사람들은 산책하는 칸트를 보고 시간을 맞췄다는 전설이 전해질 정도입니다.

이처럼 위대한 철학자와 문학가들이 앞다투어 걷기 예찬을 늘어놓았던 이유는 무엇일까요? 걷기는 인간의 가장 오래된 행위지만, 동시에 가장 과소평가된 운동이기도 합니다. 1960년대 '마이카' 시대의 도래와 함께 현대인들은 일상에서 자신의 두 발로 걷는 즐거움을 오래전에 잊어버렸습니다. 그래서 마실을 나가거나 동네 마트에 들를 때처럼 엎어지면 코 닿을 만큼 가까운 거리도 꼭 차를 끌고 가야 직성이 풀리는 시대가 되었습니다. 저는 허리 통증을 이기는 방법으로 일찍이 허리 수행을 제안했고, 그 방법의 하나로 슬로우 워킹을 제안합니다.

슬로우 워킹이 이기는 이유

한때 '파워 워킹'이 열풍처럼 번졌던 적이 있습니다. 늦은 저녁, 동네 텅 빈 초등학교 운동장에는 팔을 앞뒤로 크게 흔들고, 보폭을 넓히는 사람들이 적지 않았죠. 하지만 빠른 걸음이 항상 몸에 이로운 것만은 아닙니다. 오히려 무리한 속도와 과도한 긴장은 척추와 무릎, 발목에 부담을 주고, 몸의 중심인 코어를 흐트러뜨릴 수 있습니다. 걷기의 본질은 팔을 흔들고 다리를 찢는 게 아니라 최대한 자연스러운 리듬으로 몸의 근육을 느끼는 것입니다. 몸의 감각을 깨우고, 호흡과 리듬을 되찾는 **슬로우 워킹**(slow walking)이 그 대안이 됩니다.

슬로우 워킹은 단순히 속도를 늦추는 걷기가 아닙니다. 슬로우 워킹은 맨 처음 걸음마를 시작했던 시절로 돌아가 걷기의 모험을 감행하는 일입니다. 빠른 걸음으로는 발을 내딛는 감각, 무게중심의 이동, 척추의 움직임을 제대로 인식할 수 없습니다. 반면 슬로우 워킹은 그 모든 것을 '느끼는' 걷기입니다. 한 걸음을 내딛을 때마다 발의 어느 부분이 먼저 닿고 체중이 어느 방향으로 옮겨지는지, 허리와 어깨의 힘은 어떻게 분산되는지를 세밀하게 느낄 수 있죠. 이렇게 몸의 미세한 움직임을 인식하는 순간 걸음은 단순한 거리의 이동이 아니라 몸과 정신을 조응하는 신체 교향곡이 됩니다.

특히 코어 인지 훈련을 병행하면 슬로우 워킹의 효과는 배가 됩니다. 걸을 때 복부의 중심, 즉 코어 근육을 인식하며 걷는 것은 몸의 균형을 유지하는 핵심입니다. 복횡근과 다열근은 걷는 내내 척추를 세우고 흔들림을 제어합니다. 이때 복부를 가볍게 안쪽으로 당기면서 배꼽이 척추를 향해 닿는 듯한 긴장을 유지하는 것이 중요합니다. 이 '복부 할로잉 호흡'은 단순한 근육 수축이 아니라 몸의 중심을 안정시키는 허리 수행입니다. 걸음마다 복부를 조이며 중심을 세우면 척추는 흔들림 없이 단단하게 버티고, 걸음 전체가 안정된 리듬을 찾습니다. 의도적으로 아랫배에 힘을 주면 안 됩니다. 초기에 코어는 매우 느끼기 힘들어 의식적으로 힘을 주면 겉근육에 불필요하게 힘이 들어갈 수 있습니다. 걸을 때 상체는 이완된 채 허벅지 앞쪽에 힘이 들어가 있다는 인지를 유지하면서 걷다 보면 저절로 아랫배 쪽 코어 인지가 느껴지게 됩니다.

수명은 단순히 선천적으로 결정되는 고정값이 아닙니다. 유전적 설계도뿐 아니라 환경적 노출, 생활 습관, 그리고 사회경제적

맥락이 복잡하게 얽혀 만들어내는 동적인 변수죠. 쉽게 말해 후천적으로 얼마든지 바뀔 수 있는 여지가 있는 셈입니다. 특히 보행은 중추신경계, 말초신경계, 근골격계, 심폐 기능이 완벽하게 조화를 이뤄야 가능한 복합적인 활동입니다. 따라서 보행 속도의 저하는 다기관 시스템의 기능 부전을 의미하며, 보행 속도가 느린 하위 30퍼센트의 노인은 상위 30퍼센트에 비해 전반적인 사망 위험이 44퍼센트 높고, 특히 심혈관 질환 사망 위험은 3배 가까이 높다는 연구 결과가 있습니다. 한국 노인을 대상으로 한 연구에서도 느린 보행 속도는 사망률을 2.5배, 요양병원 입원률을 1.6배 높이는 것으로 나왔습니다.

슬로우 워킹의 정석

파워 워킹이 속도와 땀을 중시하는 운동이라면, 슬로우 워킹은 감각과 인지를 중시하는 운동입니다. 파워 워킹은 순간적인 에너지 소비는 크지만, 몸의 정렬이 흐트러질 가능성이 높습니다. 특히 팔을 과하게 흔들거나 허리를 꺾듯이 걸으면 골반이 좌우로 과도하게 움직이고 척추가 비틀릴 수 있죠. 이런 보행은 코어의 중심축을 무너뜨리고, 결국 허리 통증이나 무릎 통증으로 이어질 수 있어요. 반면 슬로우 워킹은 몸의 모든 관절이 자연스러운 각도에서 움직이도록 돕습니다. 빠른 속도 대신, 안정적인 균형과 부드러운 흐름이 무엇보다 중요합니다.

슬로우 워킹의 시작은 자세에 있습니다. 척추를 곧게 세우되, 허리를 과하게 젖히지 않고 중립 자세를 유지합니다. 어깨의 긴장을 풀고 시선은 정면 10미터 앞 바닥을 향합니다. 턱을 살짝 당기면 목의 라인이 곧게 펴지고 몸의 중심선이 정렬됩니다. 발을 디딜 때는 발뒤꿈치에서 시작해 발바닥, 발가락 순으로 체중을 천천히 이동시킵니다. 이때 발이 땅에 닿는 감각을 의식적으로 느끼며 걷는 것이 핵심입니다. 마치 땅이 몸을 밀어 올리고, 몸이 부드럽게 흐르는 듯한 느낌으로 움직입니다.

슬로우 워킹은 '호흡 운동'이기도 합니다. 빠르게 걸을 때는 호흡이 짧아지고, 상체의 근육이 경직됩니다. 반면 속도를 늦추면 호흡이 깊어지고, 횡격막이 자연스럽게 움직입니다. 들이쉴 때는 코로 천천히 숨을 들이쉬며 폐 아래까지 공기를 채우고, 내쉴 때는 복부를 살짝 당겨 공기를 배출합니다. 이 리듬은 복횡근을 지속적으로 자극하고, 호흡과 자세를 하나로 연결해 줍니다. 걸음과 호흡이 일치하면서 몸은 리듬을 얻습니다.

슬로우 워킹의 장점은 또 있습니다. 몸의 균형뿐 아니라 마음의 안정에도 도움이 되죠. 칸트를 비롯하여 많은 철학자가 걸으면서 자신의 사유를 정리했다는 사실을 잊지 마세요. 고대 그리스의 철학자 아리스토텔레스는 산책하면서 제자들에게 철학을 가르친 것으로 유명합니다. 그의 제자들이 얼마나 산책을 사랑했는지는 사람들이 그들을 '소요학파(逍遙學派)', 즉 '이곳저곳 어슬

렁거리는 이들'로 불렀다는 사실에서 잘 알 수 있습니다. 슬로우 워킹은 파워 워킹에서 얻을 수 없는 깊은 사유와 평온의 정서를 가져다줍니다.

몸은 이를 곧바로 알아차립니다. 걷는 동안 천천히 숨을 들이쉬고 내쉬면, 교감신경의 흥분이 가라앉고 부교감신경이 활성화됩니다. 이는 심박수를 낮추고 근육의 긴장을 완화하며, 정신적인 피로를 줄여줍니다. 실제 연구에 따르면 일정한 속도로 천천히 걷는 사람은 빠른 속도로 걸은 사람보다 스트레스 호르몬인 코르티솔 수치가 더 빠르게 안정된다고 합니다. 결국 슬로우 워킹은 단순히 시간을 죽이는 산보가 아니라 신체와 정신의 회복을 동시에 이루는 '움직이는 명상'이라 할 수 있습니다. 제가 입버릇처럼 환자분에게 말하는 허리 수행의 마침표라고 할 수 있죠.

오늘 하루는 잠시 보폭을 늦추고 동네 공터를 천천히 걸어보는 게 어떨까요? 바람이 닿는 어깨의 감각, 발이 땅에 닿는 리듬, 복부의 미세한 긴장, 그리고 척추를 타고 흐르는 안정감을 느끼며 스스로 살아있음에, 이 순간 호흡하고 있음에 감사하는 하루가 되시기를 바랍니다.

허리에 좋다는데
조깅해도 될까요?

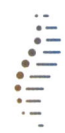

여러분, 달리기 좋아하세요? 최근에 우리나라에 러닝 열풍이 불고 있습니다. 개인적으로 저도 달리기를 좋아하는데요. 흔히 '러너스 하이(runner's high)'라고 하죠? 달리면서 심장 박동을 귀로 느끼고 트랙을 돌고 나서 벅찬 헐떡임에 강렬한 행복감을 느끼는 순간에는 제가 살아있음을 느끼기도 합니다. 주변에 보면, 정말 달리기에 진심인 분들이 많은 것 같습니다.

그 덕분일까요? 조깅은 언제부터인가 건강 관리의 대명사처럼 자리 잡았습니다. 남녀노소 할 거 없이 아침마다 공원을 달리고, 밤늦게 모두가 잠든 시각 텅 빈 도로를 달립니다. 유튜브에는 '조깅으로 한 달 만에 10킬로그램 감량 성공'이라는 영상이 수십만 조회수를 기록하고, 실제 항암 치료 후 달리기를 통해 건강을 되찾았다는 영상에는 비결을 묻는 댓글이 수백 개 달립니다. 지역 정보지나 맘카페에는 주말 함께 한강 둔치를 달릴 러닝 크루를 모집한다는 광고가 게시판에 끝없이 올라옵니다.

이쯤 되면 한 번쯤 '나도 한 번 달려볼까?'라는 호기심이 스멀스멀 올라오곤 합니다. 누구는 매일 아침 조깅으로 저질 체력을 강철 체력으로 바꾸었다고 하고, 또 누구는 매주 고강도 러닝으로 고질적인 허리 통증이 말끔히 사라졌다고 말하니까 웬지 나도 달리면 뭔가 허리 통증이 봄날 눈 녹듯 없어질 거 같습니다. 그래서 요즘 환자분 중에는 저에게 "원장 선생님, 저도 조깅해도 될까요?"라고 묻는 분들이 부쩍 늘었습니다. 과연 조깅은 허리에 좋은 운동일까요?

조깅해도 되나요?

질문에 대한 답은 생각처럼 그리 간단하지 않습니다. 조깅이 모든 사람에게 좋은 운동이 아니라는 건 여러 임상 자료가 말해주고 있기 때문이죠. 조깅의 유익함을 떠나 세상에 모든 상황에 다 도움이 되는 만능열쇠 같은 운동은 없습니다. 특히 허리에 통증이 있거나 척추 질환으로 고생하는 사람이라면, 조깅이 오히려 독이 될 수 있습니다. 왜 그런지 한번 살펴보도록 하겠습니다.

허리는 걸음과 달리기 사이에서 가장 많은 하중을 받는 부위입니다. 사람이 달릴 때 발에 가해지는 충격은 자기 체중의 두세 배에 이릅니다. 이 충격은 **발 → 무릎 → 골반 → 척추** 순으로 전달되며, 그 과정에서 각 관절과 디스크가 압박을 받게 되죠. 젊고 근력이 충분한 분이라면 이러한 충격을 흡수할 정도로 탄력이 있겠지만, 허리 근육이 약하거나 디스크가 있는 상태라면 이야기가 전혀 달라지죠. 쿠션 역할을 해야 할 근육과 연골이 약해지면서 그 충격은 그대로 척추에 닿아 통증을 더할 수 있습니다.

건강한 허리를 가진 분에게 조깅은 분명 도움이 됩니다. 규칙적인 조깅은 심폐 기능을 향상하고 하체 근육을 강화하며, 혈액 순환을 촉진합니다. 게다가 달리기는 걷기보다 본질적으로 더 불안정하기 때문에 이를 흔들림 없이 수행하려는 의식적인 노력 자체가 코어 인지를 수행하는 가장 강도 높고 효과적인 방법일 수 있습니다. 반면 척추 질환이 있거나, 복부의 코어 근육이 약한 사람, 아직 허리 수행을 이해하지 못하는 사람에게 달리기는 '운동'이 아니라 '손상'이 될 수 있죠. 달리기의 가능 여부보다 중요한 것은 달릴 수 있는 몸의 조건입니다. 허리 수행의 관성, 다시 말해 척추를 안정적으로 지탱할 수 있는 코어 근육이 준비되어 있어야 합니다.

그럼 어떻게 달릴까요?

그럼 어떻게 달려야 할까요? 일단 속보나 경보보다는 빠르고, 빠른 조깅보다는 조금 느리게 달리는 게 필요합니다. 몸이 흔들리지 않게 뛰려면 어떻게 뛰어야 하는지 몸과 허리가 반응하도록 해야 합니다. 초기에는 걷는 속도로 천천히 달립니다. 빠르게 달리면 상체가 더 크게 흔들리고, 그 흔들림은 허리에 무리를 줍니다. 천천히 달리면서 코어 인지를 길러 상체가 안 흔들리면 달리기도 효율적으로 시행할 수 있게 됩니다. 상체에 과도한 힘을 빼고 몸은 자연스럽게 펴고 허벅지가 체중을 받아주는 느낌으로 천천히 달리는 것부터 시작해 보세요.

자세도 중요합니다. 대부분은 달릴 때 몸의 중심을 뒤꿈치로 두거나, 상체를 과도하게 숙이거나 뒤로 젖히는 버릇이 있습니다. 이런 자세는 체중을 특정 부위에 집중시키고 척추를 압박합니다. 또한 골반이 좌우로 흔들리면 척추의 회전력이 커져 허리 근육이 과도하게 긴장하게 됩니다. 반복적인 충격과 긴장은 디스크 주변의 섬유륜을 불필요하게 누르고, 시간이 지나면서 퇴행성 변화로 이어질 수도 있습니다.

달리는 주변 환경도 중요합니다. 아스팔트나 콘크리트처럼 단단한 지면은 충격을 거의 흡수하지 못합니다. 반면 흙길이나 트랙, 잔디 위에서 달리면 지면이 충격을 분산시켜 척추 부담이 줄어듭니다. 또한 내리막길보다는 평지나 약간의 오르막이 허리에 안전합니다. 내리막길은 착지 충격이 배로 커지기 때문이죠. 달릴 때는 호흡과 자세의 리듬을 맞추는 것이 중요합니다. 숨을 급하게 몰아쉬면 어깨가 올라가고 상체가 긴장되어 척추의 안정성이 떨어집니다. 호흡은 코로 들이쉬고 입으로 내쉬며, 복부 중심이 리듬을 이끌게 해야 합니다. 코어를 조이며 호흡하는 '복식호흡'은 척추의 흔들림을 줄여 줍니다. 팔을 너무 과도하게 흔들거나 상체를 앞으로 숙이지 말고, 어깨 힘을 뺀 채 자연스러운 보폭을 유지해야 합니다.

미국 물리치료협회(APTA)나 세계적으로 권위 있는 의료기관이 제시하는 표준적인 재활 가이드라인에 따르면, 척추 협착증 환자에게 달리기나 조깅 또는 줄넘기처럼 척추에 반복적인 충격과 압박을 가하는 운동은 원칙적으로 금하고 있어요. 이유는 간단합니다. 이러한 활동이 척추에 충격을 가해 염증과 통증을 유발하고, 신경을 압박할 수 있기 때문이죠.

그런데 '걷는 속도로' 뛰는 건 문제 없습니다. 충분한 준비 운동 후에 견고한 운동화를 신고 가볍게 달리는 거죠. 오버트레이닝하지 않도록 점진적으로 거리를 늘리는 것을 추천합니다. 처음에는 빠르게 달리기보다 **10분간 걷기 → 5분간 가벼운 조깅 → 다시 걷기**처럼 간헐적으로 반복하는 것이 좋겠습니다.

이때 달리기의 목적은 심폐지구력 향상이나 체중 감량이 아닙니다. 오직 코어 인지, 즉 흔들리지 않는 허리 균형을 훈련하고 수행하기 위한 수단이어야 하죠. 제가 권하는 달리기는 진짜 땀을 뻘뻘 흘리는 달리기라기보다 코어 인지를 유지한 상태에서 슬로우 워킹에서 달리기로 넘어가는 문턱에서 수행하는 고도의 균형 훈련 내지는 보행 재훈련에 가깝습니다. 물론 이 수행에는 환자분의 연령과 증상, 재활 단계 그리고 현재 건강 상태 등 여러 변수가 고려되어야 합니다. 전반적인 건강 상태가 좋지 않을 때는 조깅 대신 앞서 언급한 슬로우 워킹이나 수중 보행, 혹은 고정식 자전거 운동이 더 안전하고 효과적일 수 있습니다.

허리 수행의 관점에서
슬로우 워킹과 슬로우 러닝

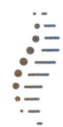

공원에서 조깅하는 사람들을 보면 대부분 땀을 뻘뻘 흘리며 숨이 턱까지 차오를 정도로 전력질주를 합니다. 어쩌면 운동 강도가 높아야 효과도 크다는 믿음 때문은 아닐까 싶습니다. 그런데 이건 건강한 사람에게는 맞는 말일지 모르지만, 허리가 아픈 사람이나 만성 통증을 달고 사는 사람에게는 전혀 다른 이야기가 됩니다. 걷기와 달리기는 심폐 기능을 키우는 훌륭한 유산소 운동이고 아예 아무 활동도 하지 않는 것보다는 백배 좋은 운동이지만, 허리의 안정성 관점에서 볼 때 그 방식과 효과를 한 번쯤 돌아볼 필요가 있습니다. 이번 장에서는 재활에서 빠질 수 없는 슬로우 워킹과 슬로우 러닝에 대해 알아보겠습니다.

허리 수행에서 핵심은 코어 인지, 즉 코어 코그니션으로 수렴합니다. 그런데 코어 인지에서 슬로우 워킹과 슬로우 러닝은 단순한 유산소 운동이 아닙니다. 이 두 가지는 뇌가 척추를 보호하는 감각을 재학습하고 뇌의 왜곡된 정보 회로를 뜯어내서 새롭게 구축하는 과정입니다. 이를 전문적으로 **신경학적 재학습**(neurological re-education)이라고 부릅니다. 많은 환자들이 허리가 아프면, 운동을 많이 한다면 좋아질 것이라는 단순한 생각에 무작정 걷거나 뛰지만, 코어 인지가 꺼진 상태에서 무조건 빨리 달리는 건 척추 관절과 디스크에 반복적인 충격만 가할 뿐입니다.

운전을 한번 떠올려 봅시다. 처음에 시동을 걸고 액셀을 밟으면 차가 서서히 굴러갑니다. 스포츠카나 특수 제작 자동차라면 다르겠지만, 처음부터 시속 100킬로미터로 질주하는 자동차는 없습니다. 그렇게 단계적으로 속도를 붙여야 차에도 무리가 없고 안전도 담보할 수 있죠. 우리 몸도 똑같습니다. 복횡근, 즉 코어가 제대로 작동하지 않는 코어 기억상실 상태에서 갑자기 빠르게 걷거나 뛰면 어떤 일이 벌어질까요? 척추에 충격만 가중될 뿐입니다. 마치 운전도 못 하는 초보운전자가 고속도로에 나가는 격이죠. 슬로우 워킹과 슬로우 러닝이 왜 우리 척추를 더 건강하게 만들어주는 수행법인지 간략히 설명하겠습니다.

슬로우 워킹, 움직이는 명상이자 동적 할로잉 훈련

"1시간을 걷는 것보다 단 10분이어도 제대로 천천히 걷는 게 중요합니다." 마음이 조급한 환자들에게 저는 이렇게 조언합니다. 제가 이처럼 슬로우 워킹을 강조하는 이유는 환자의 유산소 능력만을 위해서가 아닙니다. 안전하고 효율적으로 슬로우 워킹을 할 수 있는 운동 습관을 만들어야 합니다. 허리 통증으로 자신도 모르게 무너진 보행 패턴을 돌아보면서 그간 놓쳤던 코어의 긴장을 유지하는 능력을 회복할 수 있도록 하는 것입니다. 자극이 강렬할수록 우리 뇌는 미세한 오류를 감지하지 못합니다. 빠르게 걸으면 내 골반이 틀어졌는지, 배에 힘이 풀렸는지 전혀 인식할 수 없거든요. 그래서 걷는 속도를 의도적으로 늦춤으로써 뇌가 고유수용감각(위치감각) 신호를 포착할 시간을 벌어줘야 합니다.

제가 계속 반복해서 말씀드리는 것처럼, 이러한 접근은 전통적인 재활 프로그램과 방향이 전혀 다릅니다. 슬로우 워킹은 흐려진 뇌의 신체 지도를 다시 선명하게 그리는 과정입니다. 이 과정은 우리 일상에서 누구나 쉽게 따라할 수 있을 정도로 간단하게 이뤄집니다. 첫째, 걷기 전에 먼저 제자리에 서서 아랫배를 등 쪽으로 당겨 복횡근을 수축시킵니다(1차 코어 활성화). 둘째, 배를 당긴 상태를 유지해야 하므로 숨은 배가 아니라 갈비뼈를 옆으로 벌리며 쉬어 줍니다. 즉 흉곽으로 숨을 쉬는 거죠. 셋째, 이 '배 당김 + 흉곽호흡' 상태가 깨지지 않는 속도로만 걷습니다. 이때 발뒤꿈치가 닿고 발가락이 떨어지는 순간까지 복부의 압력이 척추를 꽉 잡아주고 있어야 합니다. 만약 걷다가 배가 툭 튀어나오거나 허리에 힘이 들어가면 즉시 멈춰야 합니다. 가장 추천할

만한 슬로우 워킹 방법은 앞서 설명 드린 토르소 걷기입니다.

슬로우 러닝, 동적 탄성과 예측 제어 시스템의 복원

걸었으니 이제는 달려야겠죠? **슬로우 러닝**(slow running)은 슬로우 워킹보다 한 단계 높은 고강도 인지 훈련입니다. 걷기에는 없는 **체공 시간**과 **착지 충격**이 존재하기 때문이죠. 슬로우 러닝은 이전 슬로우 워킹으로 충분히 수행한 환자라면 도전해 볼 수 있는 훈련입니다. 허리가 아픈 사람은 피드포워드 컨트롤이 왜곡되어 있어서 발이 땅에 닿은 후에야 허리 근육이 반응하면서 통증이 발생합니다. 이때 슬로우 러닝을 통해 체공 시간을 벌어주면서 적절한 착지 충격으로 잃은 피드포워드 컨트롤을 되찾아야 합니다. 건강한 코어는 발이 땅에 닿기 직전에 미리 수축하여 척추를 보호하기 때문이니까요. 이처럼 슬로우 러닝은 아주 낮은 강도의 충격을 반복적으로 주면서 뇌가 미리 수축하는 타이밍(선행수축)을 다시 학습하도록 유도하는 과정입니다.

이를 위해서 우리는 앞서 배운 승리 호흡법이 필요합니다. 슬로우 워킹에서는 크게 문제가 되지 않았지만, 슬로우 러닝 중에는 산소 요구량이 급격히 늘어납니다. 한마디로 헐떡이게 되는 거죠. 이때 입을 벌리고 과도하게 헐떡이면 복강 내압이 순식간에 풀리게 되고, 허리에 충격이 그대로 전해지게 되죠. 이런 패

비교 항목	슬로우 워킹	슬로우 러닝
수행 단계	재학습 단계	통합 단계
핵심 목표	인지(cognition): 아랫배 깊숙한 곳에 부드럽게 힘이 들어가 있는 것을 느끼면서 걷기	통합(integration): 착지 충격에 대비해 코어가 반사적으로 수축하는 타이밍(선행수축)을 훈련함
호흡법	할로잉 호흡 + 흉곽 호흡	할로잉 호흡 + 흉곽 호흡 + 성문 좁히기
주의점	배가 나오거나 허리가 꺾이면(전만 과도) 즉시 중단	숨이 차거나 착지 소리가 커지면(쿵쿵) 즉시 중단
이대영의 조언	"자세가 무너진 1시간 걷기보다 코어를 잡은 10분 걷기가 척추를 살립니다."	"달리는 것이 아니라 척추를 잡고 충격을 흡수하는 연습이 목적입니다."

턴은 좋지 않습니다. 그 대신 성문을 좁혀 '쉬익~' 소리를 내는 승리 호흡을 통해 기도의 양압을 형성하고, 횡격막과 복근의 늘어나면서 버티는 힘을 유지해야 합니다. 속도는 옆 사람과 대화도 가능할 정도로 느리게 뛰는 게 좋습니다. 시속으로 따지면 4~5킬로미터 수준, '이게 지금 달리고 있는 게 맞나?' 싶을 정도, 거의 경보 수준 정도로 보시면 됩니다.

슬로우 워킹을 할 땐 안 그랬는데 일단 달리기 시작하면 괜히 경쟁심이나 승부욕이 발동해서 점점 속도를 올리는 환자들이 계십니다. 슬로우 러닝을 할 땐 절대로 속도를 높여서는 안 됩니다. 속도가 빨라지면 순식간에 코어 제어력을 잃기 십상이기 때문입니다. 속도를 조절하려면 달리는 보폭도 조정해야 합니다. 보폭이 넓으면 착지 충격이 갑자기 커져 척추에 대번 무리가 갑니다. 보폭을 아주 좁게 하여 총총걸음으로 뛰면(잔발 뛰기), 척추에 가해지는 수직 충격을 최소화하면서 코어의 리듬감을 살릴 수 있습니다. 과거 일본 마라토너들이 주로 했던 '쇼트피치(short pitch)' 주법과 유사합니다. 슬로우 러닝은 척추 주변의 심부 근육(다열근)을 리드미컬하게 자극하여 혈류를 공급하고, 굳어 있는 척추 분절의 미세한 움직임을 회복시켜 정적인 플랭크로는 얻을 수 없는 '동적 안정성'을 만들어냅니다.

"빨리 가려거든, 혼자 가라. 멀리 가려거든, 함께 가라. 그리고 평생 가려거든, 느리게 가라."라는 말이 있습니다. 느림은 약함이 아닙니다. 여러분의 여정을 응원합니다.

Summary

7부 | **허리 수행의 연장선: 걷기와 뛰기**

- 걸음걸이의 중요성: 잘못된 보행 습관은 허리와 하지에 반복 하중을 가해 통증과 기능 저하시키므로, 걷는 방식 자체를 교정해야 합니다.
- 토르소 걷기: 몸통 중심을 안정시키고 과도한 힘을 빼는 '토르소 워킹'이 허리 부담을 줄이며, 효율적인 보행의 기초가 됩니다.
- 슬로우 워킹: 빠르게 많이 걷기보다 짧고 안정된 보폭으로 천천히 걷는 '슬로우 워킹'이 허리 건강과 균형 회복에 더 유리합니다.
- 슬로우 러닝: 조깅이 무조건 좋은 건 아닙니다. 허리의 상태를 고려하여 짧은 보폭과 낮은 충격의 '슬로우 러닝'으로 접근해야 합니다.

한 척추 전문의의
고백

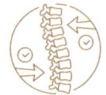

허리 건강을 지키는 데 생활 습관은 알파이자 오메가입니다. 생활 습관은 척추 질환의 원인이자 결과이기 때문이지요. 무엇보다 허리에 대한 올바른 이해가 없다면, 고령화 시대를 살아가는 우리는 의사와 상관없이 자기 몸이라는 감옥에 스스로 갇히는 결과를 맞게 될 것입니다. 과거에는 협착증을 삶의 질이라는 관점에서 해석했지만, 최근에는 그 내용이 수명의 문제로 바뀌고 있습니다. 고령화 시대를 맞으면서 오히려 다른 내과적 건강이 안정적으로 관리되자 상대적으로 근골격계 특히 척추 질환이 수명에 미치는 악영향이 점점 더 주목받고 있습니다.

허리 노화, 즉 협착증은 코어 인지를 줄여 낙상을 초래하고, 넘어질 것 같으니 아예 밖에 나가지 않으면서 활동량이 줄고 그

여파로 체중 관리와 심혈관계에도 심각한 악영향을 미치게 됩니다. 우리는 주변에서 낙상 후 얼마 지나지 않아 돌아가시는 분들을 너무나 자주 봅니다. 심혈관 질환도 가장 큰 사망 원인 중 하나로 이미 잘 알려져 있습니다.

따라서 협착증 관리는 삶의 질을 관리하는 차원으로만 봐서는 안 됩니다. 직접적으로 수명을 늘리기 위한 관리라 보는 게 타당할 것입니다. 그런데 지금 우리는 어떤가요? 통증 치료와 육체 강화에만 몰두하는 현실 때문에 환자들이 자칫 치료에 있어서 균형을 잃지 않을까 저는 늘 염려합니다. 현재 서점에 유통되는 척추 관련 책들, 유튜브에 넘쳐나는 협착증 관리에 관한 영상들이 너무도 의학적이지 않은 설명을 유통하며 환자들의 혼란만 가중하고 있습니다. 개중에 어떤 건 정형외과 전문의로서 보기에 심각한 수준이어서 직접 환자들 건강에 해를 끼치는 콘텐츠도 적지 않습니다.

'이 지경이 될 때까지 그동안 나는 과연 무얼 하고 있었나?' 척추 의사로서 사회적 책임감과 동시에 부채감이 느껴졌습니다. 제일 중요한 점은 허리에 불편감을 느끼는 초기에 몸의 자세와 밸런스가 나빠지지 않도록 주의하고, 허리에 대한 올바른 이해를 갖고 허리를 관리하는 것이 당장 수명을 늘리는 일이라는 것입니다. 코어 인지는 단순한 만성요통의 해결책이 아니라 신경조절 시스템의 소프트웨어적 오류를 수정할 수 있는 근본적인 방법으로, 궁극적으로는 수명을 늘리는 길입니다.

코어 인지는 의사가 고쳐주는 '수동적' 치료에서 환자가 스스로를 돌보는 '능동적' 치료로의 전환을 의미합니다. 따로 시간을 내서 운동하는 게 아니라 서 있고 걷는 모든 순간을 허리 수행의 시간으로 만들어야 합니다. 무거운 것을 드는 근력이 아니라 몸의 중심을 느끼고 조절하는 섬세한 감각이 100세 시대 척추 건강을 결정합니다. 이미 허리에 생긴 통증을 없애는 것도 중요하지만 허리 노화 자체를 관리하는 것을 더 우선해야 합니다. 생활 습관에서 허리 노화를 방지할 수 있다면 많은 허리 병의 치료는 필요가 없어질 수 있습니다.

척추 외과학, 해부학, 생체역학(판자비 모델), 생화학(IL-6, 신경혈관 침투), 영상의학, 신경과학(피드포워드, 신경가소성, 피질 스머징), 인지심리학(관념운동 이론), 통증심리학(공포회피, 중추감작), 행동의학(CFT), 호흡생리학(자율신경 조절), 수면의학(야간 통증의 신경면역 기전), 내분비학(인슐린 감수성-대사증후군), 심혈관의학(장시간 좌식의 심부전 위험), 노인의학(노쇠와 기대수명), 진화생물학(호모 에렉투스의 비애) 등 여러 학문을 허리라는 관점에서 바라본 결과물입니다. 현대 의학은 고도의 전문화와 분절화의 과정을 겪고 있지만 환자는 여전히 하나의 개체일 뿐입니다. 환자가 분절화된 모든 분야의 전문가를 만날 수도 없고 모든 정보를 찾을 수도 없습니다. 이런 현실에서 환자는 오히려 더욱 혼란스러울 것입니다. 이 책은 개개인의 환자를 전인적으로 치료해야 하는 의사의 한 사람으로서 분절화된 여러 학문을 척추 안정성과 노화라는 관점에서 통합하려는 진지한 노력입니다.

　일반 독자의 눈높이를 맞추려다 보니 다소간 단정적인 표현들로 쓰인 부분이 여러 곳 눈에 띄는데요, 여러 전문가와 동료 선후배의 질책을 달게 받을 각오도 되어 있습니다. 지금도 현직에서 척추 환자를 위한 수술과 재활에 대한 SCI급 논문을 쓰고 직접 환자도 보고 있는 제가 현장의 경험과 최신 연구 성과를 이 책 안에 새로운 관점으로 접목하려고 나름 애를 썼으나, 부족한 부분은 부족한 대로 내기로 했습니다. 제 작은 노력이 보다 많은 척추 환자와 소통하는 계기가 되었으면 합니다.

동영상 강의로 보는
『100년 쓰는 완벽 허리』

1부 | 허리 통증을 바라보는 새 관점

〈허리 건강과 낙상〉

낙상은 단순한 골절을 넘어 활동량과 보행 속도 감소를 초래하여 결과적으로 노년층의 사망률을 높이는 치명적인 원인입니다. 특히 척추 협착증 환자는 신경 압박으로 인해 몸의 균형을 잡아주는 고유 수용성 감각이 떨어져 낙상 위험이 높기 때문에 통증완화에만 집착하기보다 낙상을 예방하는 것이 수명 연장에 훨씬 중요합니다. 이에 대한 예방법으로 근력 강화보다는 몸의 불필요한 긴장을 푸는 것이 우선이며, 횡격막 호흡, 즉 복식 호흡을 통해 몸을 이완하고 허벅지와 아랫배에 힘을 주는 코어 인지 능력을 키워 균형 감각을 회복하는 생활 습관을 길러야 합니다.

〈허리 문제는 허리만 봐서는 해결할 수 없다〉

허리 통증은 척추뼈와 이를 지지하는 근육(특히 코어 근육인 복횡근 등) 그리고 이들을 조절하는 뇌의 신경 조절 시스템(균형 감각)이 상호작용하는 복합적인 결과이므로, 뼈의 구조적 문제에만 집착하거나 단순히 근력을 강화하는 방식보다는 몸의 긴장을 풀고 균형 감각을 회복하는 '인지 기능 재활'이 중요합니다. 특히 노년층의 경우 무리한 운동보다는 횡격막 호흡이나 태극권과 같이 부드러운 움직임을 통해 속근육을 인지하고 균형을 잡는 것이 낙상 예방과 수명 연장에 효과적이며, 통증에 지나치게 예민하게 반응하여 활동량을 줄이는 것은 오히려 건강을 악화시키는 지름길입니다.

〈허리 노화의 3단계〉

현대인의 허리가 망가지는 근본적인 원인을 설명하고, 3단계 노화 과정을 거치며 협착증으로 진행되는 메커니즘을 상세히 설명합니다. 또한 만성 요통 환자가 무리한 근력 운동을 피해야 하는 의학적 근거와 함께 겉근육 강화가 아닌 '코어 인지'를 통한 생활 습관 교정이 왜 척추 수명과 직결되는지 다루고 있어, 구조적 치

료를 넘어선 기능적 재활의 본질을 이해하는 데 유용한 가이드가 됩니다.

4부 | 새로운 출발, 코어 인지
〈코어 인지 치료〉

허리 통증은 디스크나 신경 눌림만의 문제가 아니라, 뇌가 통증과 움직임을 어떻게 인지하고 기억하느냐의 문제이기도 합니다. 단순히 근육을 강화하는 것이 아니라 코어(복근·둔근·척추기립근 등)를 안전하게 깨우는 저강도 운동과 함께 균형 감각·자세 인식·통증에 대한 두려움 줄이기 같은 인지 재활을 병행해야 통증의 악순환을 끊을 수 있습니다. 76세 여성 환자의 사례를 통해 골절제 없는 감압술 이후에도 코어 인지를 통한 재활이 장기적인 보행 유지에 얼마나 중요한지를 보여주며, 무리하게 걷기보다 속근육을 사용하여 몸통이 흔들리지 않게 걷는 '인지'의 중요성을 강조합니다. 동일한 동작을 할 때 힘을 적게 쓰는 몸이 오래 살고 덜 늙는 몸이라는 메시지는, 코어 인지가 단순한 운동법이 아니라 삶의 방식 자체를 바꾸는 치료임을 일깨워 줍니다.

〈호흡법 총정리〉

코어 강화를 위한 요가와 호흡법은 3단계로 나뉩니다. 1단계는 복식 호흡을 통해 복부 근육을 인지하고 이완하는 기초 과정이며, 2단계는 '완전 호흡'으로 복부에서 가슴까지 숨을 채우며 흉곽의 움직임을 활성화하는 단계입니다. 마지막 3단계는 '승리 호흡'으로, 아랫배를 조인 상태에서 흉곽을 움직이며 호흡하는 고급 기술입니다. 일상생활이나 고난도 요가 동작을 할 때 척추를 보호하고 코어 안정성을 극대화하는 데 필수적입니다. 이러한 호흡법은 현대 의학의 코어 강화 원리와 일맥상통하며, 단계적인 훈련을 통해 신체 인지 능력을 높이는 것이 허리 건강의 핵심입니다.

〈허리 통증을 잡는 서기, 앉기, 걷기〉

허리 통증을 줄이고 근본적인 척추 건강을 지키기 위한 핵심은 코어 인지입니다. 허리 통증이 단순히 디스크나 협착증 때문만이 아니라, 잘못된 생활 습관과 코어 근육 약화로 인해 척추에 과도한 충격이 가해져서 생기기 때문입니다. 따라서 무리한 운동이나 시술에 의존하기보다 일상 생활에서 바르게 서고, 앉고, 걷는 것을 통해 아랫배와 허벅지에 힘을 주고 몸의 흔들림을 최소화해야 합니다. 특히 걷거나 앉을 때 턱을 당기고 배에 힘을 줘서 척추가 불필요하게 움직이지 않도록 하는 것이 통증 예방과 치료의 첫걸음입니다.

7부 | 허리 수행의 연장선: 걷기와 뛰기
〈걷기와 슬로우 러닝〉

단순히 빠르게 걷는 '파워 워킹' 보다는 올바른 자세로 천천히 뛰는 '러닝'이 척추 건강과 유산소 운동 효과 측면에서 더 효율적입니다. 무릎을 펴고 뒤꿈치로 착지하는 일반적인 걷기 방식은 척추와 관절에 충격을 줄 수 있습니다. 무릎을 살짝 구부리고 발의 중간 부분(미드풋)으로 착지하는 러닝 자세가 충격을 완화하고 코어 근육을 강화하는 데 도움이 됩니다. 또한 숨이 찰 정도로 빠르게 걷는 것보다 걷는 속도 그대로 동작만 러닝 자세로 바꾸어 천천히 뛰는 것이 몸의 흔들림을 줄이고 부상 위험을 낮추는 방법입니다. 60~70대까지도 무리 없이 할 수 있는 건강한 운동법으로 '초저속 러닝'을 추천합니다.

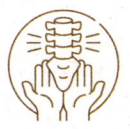

100년 쓰는 완벽 허리

1판 1쇄 인쇄 2026년 3월 12일
1판 1쇄 발행 2026년 3월 24일

지은이 이대영
펴낸이 김기옥

경제경영사업본부장 모민원
경제경영팀 박지선, 양영선
마케팅 박진모
경영지원 고광현
제작 김형식

표지 디자인 최우영
본문 디자인 푸른나무디자인
일러스트 민효인
인쇄·제본 민언프린텍

펴낸곳 한스미디어(한즈미디어(주))
주소 04037 서울특별시 마포구 양화로11길 13(서교동, 강원빌딩 5층)
전화 02-707-0337 | **팩스** 02-707-0198 | **홈페이지** www.hansmedia.com
출판신고번호 제 313-2003-227호 | **신고일자** 2003년 6월 25일

ISBN 979-11-24272-14-5 (03510)